机能学实验教程

常翠鸣　陈连璧　刘克敬　主编

山东大学出版社
·济南·

图书在版编目(CIP)数据

机能学实验教程/常翠鸣,陈连璧,刘克敬主编.
—济南:山东大学出版社,2021.7(2023.8重印)
ISBN 978-7-5607-7092-5

Ⅰ.①机… Ⅱ.①常… ②陈… ③刘… Ⅲ.①机能
(生物)－人体生理学－实验－教材 Ⅳ.①R33-33

中国版本图书馆 CIP 数据核字(2021)第 144531 号

策划编辑 唐 棣
责任编辑 徐 翔
文案编辑 蔡梦阳
封面设计 杜 婕

出版发行 山东大学出版社
社 址 山东省济南市山大南路 20 号
邮政编码 250100
发行热线 (0531)88363008
经 销 新华书店
印 刷 济南巨丰印刷有限公司
规 格 720 毫米×1000 毫米 1/16
15.5 印张 284 千字
版 次 2021 年 8 月第 1 版
印 次 2023 年 8 月第 2 次印刷
定 价 35.00 元

《机能学实验教程》编委会

主　编　常翠鸣　陈连璧　刘克敬

副主编　钟国乔　赵西梅　张　慧

编　委　（按姓名拼音排序）

常翠鸣　陈连璧　李　浩　李瑞峰　刘克敬

路明静　瞿宝明　万小娟　张　慧　张　文

赵西梅　钟国乔

前　言

党的二十大报告明确提出教育、科技、人才是全面建设社会主义现代化国家的基础性、战略性支撑。我们要深入实施科教兴国战略、创新驱动发展战略、人才强国战略，全面贯彻党的教育方针，落实立德树人根本任务。

课程是人才培养的核心要素，课程质量直接决定人才培养质量。医学实验教学是培养高层次创新型、应用型人才的重要环节。为深入贯彻党的二十大精神，进一步优化机能学实验教学，提高教学质量，我们总结了多年机能学实验的教学经验及出版的实验教材使用情况，特由具有丰富教学经验的教授担纲重新组织编写了《机能学实验教程》。本教程包括机能学实验概论、基本实验、综合实验、实验设计及虚拟实验等，教材内容注重"三基"，体现"五性"，并力求做好以下几个方面的工作：

一是坚持落实立德树人的根本任务。在实验项目中安排了大量的案例分析，以培养学生关爱生命、救死扶伤的人文情怀。同时，培养学生理论联系实际，发现问题，科学分析和解决问题的能力。

二是编入虚拟机能实验教学内容，提高混合式实践教学质量。充分利用本校的虚拟仿真实验教学平台，将有关的虚拟实验上网供学生学习。实验课前学生在线学习，激发学习兴趣和主动性，形象直观地了解实验操作技术和实验步骤，再到实验室实施和完成实验项目，保证混合式实验教学的质量。

三是精选综合实验。本教材兼顾机能学所含生理学、药理学、病理生理学三门学科内容的交叉、融合与延伸,开拓了学生的专业综合思维能力。

四是重视实验设计。借以调动学生的学习主动性,使其掌握现代实验研究技术,养成严格的科学态度、严谨的思维方法和团队协作及解决实际问题的能力。同时,还可以开拓学生的知识面,让其了解学科前沿,有利于提升学生创新思维能力和综合素质,培养其创新精神和初步的科研能力,为今后开展科研工作打下一定的基础。

五是将创新意识融入实验教学的各个环节。除基本实验和综合实验项目外,本教材增加了部分创新内容。在实验设计中,学生在教师启发和指导下,依据所掌握的理论知识,在选题、实验方法与观察指标等设计方面都要有新意。

限于编者水平,书中难免存在错误或不妥之处,恳请广大师生和使用者给予指正。

编　者

2023 年 3 月

目　录

第一章　机能学实验概论

第一节　机能学实验概述

一、机能学实验简介

机能学实验是利用实验方法观察正常及病理情况下机体功能活动的变化，并探讨这些变化的规律及机制。

为了适应医学高等教育培养高素质应用型人才的要求，提高综合能力培养和提高素质教育的水平，本书打破学科界限，将生理学、药理学、病理生理学的实验进行有机融合和优化组合形成机能学实验；将机能学实验的教学从单纯的验证性实验发展为与创新性培养相配合的实践训练，将为理论教学服务的辅助性教学发展变成以综合能力培养为目的的系统教学。机能学实验通过加强各学科间的横向、纵向联系，突出对学生的多学科知识综合应用能力、解决问题能力、科学思维能力等综合素质培养。

机能学实验知识涉及生理学、药理学、病理生理学、统计学、动物学、计算机等理论及实验方法和技术。教学过程中比较系统地介绍了机能学实验的基本知识与基本技能，并通过对机能指标的观察与记录、综合性项目的实训，培养学生知识应用能力、科学思维能力与综合分析能力。

二、机能学实验目的与要求

（一）机能学实验目的

机能学实验是一门综合性的实验课程，通过课程教学，达到以下目标。

1

1.知识学习目标

突出应用性知识的学习,主要包括各系统主要机能活动的特点、调节机制及影响因素,常用机能指标的正常值和测量原理,同时初步了解实验设计的基本原则和基本程序。

2.技能培训目标

掌握常用机能指标的测量方法,熟悉基本的机能学实验技术,科学、规范地描述所观察到的现象。

3.思维培养目标

能利用多学科知识对复杂现象进行综合分析、科学推理,形成严谨的科学作风和严密的科学思维方法,形成对生命体、实验(工作)的整体性思维。

4.态度培养目标

尊重生命,关爱生命,养成踏实的学习、工作态度,具有良好的团队精神。

(二)机能学实验的教学要求

首先要求学生了解该学科的性质、任务、内容及研究与发展概况。根据教学大纲的要求,针对不同阶段、不同内容对学习的掌握分为了解、熟悉、掌握、独立操作和独立完成等不同程度。

1.实验前的准备

(1)结合虚拟实验平台,认真预习机能学实验的相关内容,明确实验目的要求、实验原理、实验方法、实验步骤及实验过程中的注意事项,做到心中有数。

(2)在虚拟实验平台上,根据网页提示完成虚拟实验操作,掌握实验步骤,结合实验内容预习相关理论知识,提出自己的观点,探索未知规律。

(3)充分估计实验过程中可能出现的问题及解决的办法。

2.实验中的要点

(1)认真清点实验中所需的仪器设备、手术器械、药品、动物等。

(2)认真熟悉所用仪器设备的性能,严格遵守操作规程。在未掌握操作方法时,不要乱动仪器设备,注意操作安全。

(3)各实验小组由小组长负责分工,轮流操作,协作完成实验。

(4)认真按照实验操作方法与步骤进行实验,细心观察实验中出现的各种现象,要准确无误地收集实验数据、原始记录等各种信息。

(5)对实验过程中出现的问题要及时报告指导教师。

(6)注意节约使用动物和药品。

3.实验后的整理

(1)将实验仪器设备摆放整齐,手术器械擦洗干净并清点数目,交回实验准备室。对损坏或丢失的仪器设备填表报损,学生需要按照学校有关管理规定进行赔偿。

(2)清扫实验室卫生,做好动物的处理,关好水、电、门、窗。

(3)及时处理实验结果,按时上交实验报告。

三、实验报告的书写

(一)实验报告的意义

实验报告是对实验的全面总结。通过书写实验报告,可掌握科学论文书写的基本格式,和学习图表绘制、数据处理的基本方法,并学会利用实验资料对实验结果进行科学分析和总结,以此提高实验者分析问题、整合问题、概括问题的能力。

(二)实验报告格式及内容

1.实验报告题目

实验报告题目可采用实验讲义上的题目,也可根据实验步骤自己拟订。题目是实验报告中心思想和主要内容的高度概括,应言简意赅,切忌冗长,也要避免过分笼统,反映不出报告的主题特色。

实验报告须写清楚年级、专业、班级、姓名、学号、实验时间及地点。

2.实验目的

实验目的作为实验报告正文的开端,主要说明本次实验中需解决的问题。实验目的的书写应精练、简短。

3.实验原理

实验原理部分应写出实验设计的理论依据,理论要全面,表述应清晰。

4.实验材料

此部分应列出实验中所需实验对象、实验材料、实验仪器、实验药品和试剂(浓度)等。

5.实验步骤

此部分应简要描述本实验所采用的实验方法、实验技术路线(步骤)、给药顺序、观察指标和实验数据的收集方法,使其能正确地反映整个实验过程。

6.结果

实验结果的表达形式有表、图和文字叙述三种,实验报告须提供以下内容。

(1)有关实验结果的文字叙述。

(2)以表格形式记录的实验原始数据,或经过编辑标注的原始记录曲线。

(3)经过统计处理的统计图、表。

（4）对相关图、表进行说明文字。

7.讨论

讨论是根据实验结果或现象，利用理论知识所进行的分析、比较、阐述、推理和预测。

（1）讨论的内容

1）从理论上对实验结果的各种资料、数据、现象等进行综合分析。

2）指出结果和结论的理论意义，以及对实践的指导作用与应用价值。

3）实验过程中遇到的问题、差错和教训，非预想结果的可能原因以及解决问题的方法。

（2）讨论的依据

1）须以实验资料为依据，所讨论的结果客观真实，数量准确，观点明确。实验观察中如有不足之处，须加以说明。在解释因果关系时，应说明偶然性与必然性。

2）以科学理论为基础分析实验结果，阐述自己的观点，讨论内容应有较强的逻辑性，切不可用未经实践证明的假说当作已被证明的科学理论。

8.结论

结论是实验报告的最终论述，其内容应简短，不能使用表和图。它是整个实验工作的总结概括，并非简单重复正文各部分内容的小结，而是以实验结果和已知理论为基础，经过严密地逻辑推理，更加深入地归纳得出的结论。结论应在报告中反映出事物本质的规律，措辞需严谨、精练，表达要准确，有条理性，并与实验目的相呼应。

四、实验室守则

（1）实验室是实验教学、科学研究的重要基地。学生应按教学计划与课程安排进入实验室，做实验时必须遵守实验室的有关规定，不得无故旷课、迟到和拖延实验时间。

（2）学生在实验前，应认真预习实验指导书，观摩相关虚拟实验，明确实验目的、原理、要求、步骤、仪器使用方法，并自觉接受教师的检查。

（3）学生在实验中要听从教师指导，严肃认真，一丝不苟，所有实验数据都要如实记录在记录本上，养成良好的实验习惯和科学作风。学生应在指定位置做实验，不做与实验无关的事，不动与实验无关的器材。

（4）实验过程中学生要注意安全，爱护实验仪器、设备。设备使用中若出现故障，要及时报告，不得隐瞒或擅自拆卸。

（5）实验结束后，学生要及时关闭电源、水源，清查实验仪器、试剂、材料等，并将其归放原处，损坏及丢失仪器必须按规定予以赔偿。学生应将实验场地整理干净，经教师检查结束后，方可离开实验室。

（6）实验室中的物品，未经许可，任何人不得擅自带出。

（7）凡违反上述规定者，视情节轻重，将给予批评教育或处分。

（常翠鸣　刘克敬）

第二节　机能学实验常用仪器设备及使用方法

一、常用手术器械及用途

（一）手术刀

手术刀由刀片和刀柄组成，可分为大号、中号、小号。不同手术部位，需使用不同类型的手术刀，如切割皮肤需用大号，一般脏器组织的切割可用中号，特殊部位的手术可用小号（见图1-1）。

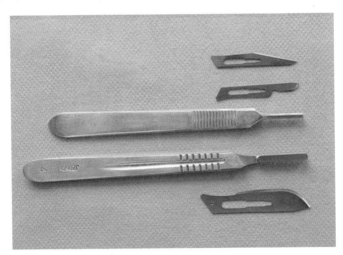

图 1-1　手术刀柄、手术刀片

手术刀传递时，刀锋不要指向着自己或别人，以免造成人员受伤（见图1-2）。

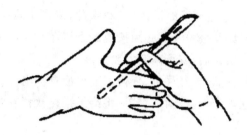

图 1-2　手术刀的传递

手术刀的基本使用方法有以下几种。

1.持弓式

该法类似于拉小提琴的持弓手法,即以右手中指、无名指按压在手术刀柄的外侧缘,将拇指放在刀柄的内侧缘,食指按压在刀片后 1/3 处。在使用过程中,以中指、无名指和拇指的力量控制切开组织,以食指的按压力控制切开组织的深度。这种刀法适用于皮肤的切开,具有很大的随意性,既可做垂直切割,又可做水平切割(见图 1-3)。

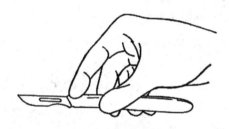

图 1-3　持弓式

2.执笔式

此动作的主要压力在指部,可用于解剖血管、神经、腹膜切开和短小切口等(见图 1-4)。

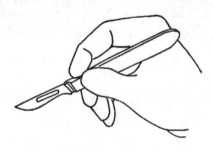

图 1-4　执笔式

3.抓持式

此方式握持刀比较稳定,切割范围较广,多用于使力较大的切开,如用于截肢、肌腱切开、较长的皮肤切口等(见图1-5)。

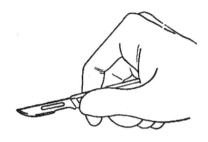

图1-5　抓持式

4.反挑式

此方式为指端用力挑开,多用于脓肿的切开和空腔脏器的切开,以防损伤深层组织(见图1-6)。

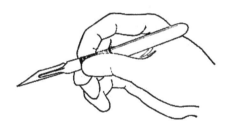

图1-6　反挑式

(二)止血钳

止血钳主要用于止血和分离组织。止血钳有大、中、小三种规格,每种规格的止血钳又分为直、弯两种类型。止血钳正确的使用方法是将拇指和无名指分别套入止血钳的套扣内,控制止血钳展开的力度,将食指放在止血钳的关节部位,控制方向和钳夹组织的准确性(见图1-7)。

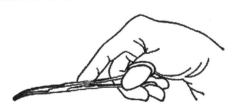

图1-7　执止血钳的手法

（三）镊子

镊子可分为组织镊和眼科镊。组织镊主要用于钳夹组织及分离组织；眼科镊在机能学实验中用于分离血管，以及在动脉、静脉插管中使用。组织镊分为大、中、小三种规格，眼科镊则分为直、弯两种规格。正确使用组织镊的方法是以食指、中指放在镊子的外侧缘，集三指的力量实施操作动作（见图1-8）。

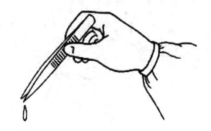

图 1-8　执镊子的手法

（四）剪刀

剪刀有组织剪和眼科剪两种，每种各分直、弯两种规格，使用的手法与止血钳类似。组织剪用于剪动物皮肤和组织，眼科剪主要用于剪神经和血管（见图1-9）。

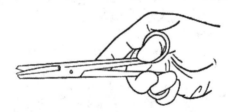

图 1-9　执组织剪的手法

（五）持针器

持针器是专门钳夹缝合针的一种器械，其结构、分类及使用方法与止血钳相同。持针器的头部要比相同大小的止血钳短而粗，此特点可与止血钳区分（见图1-10）。

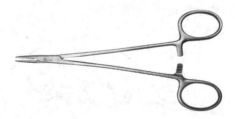

图 1-10　持针器

（六）缝合针

缝合针是用于各种组织缝合的器械，由三个基本部分组成，即针尖、针体和针眼。缝合针分为圆头、三角头及铲头三种，每种又有大、中、小三种类型。圆针根据弧度不同分为 1/2 弧度、3/8 弧度等，弧度大者多用于深部组织及软组织。三角针前半部为三棱形，较锋利，用于缝合皮肤、软骨、韧带等坚韧组织，损伤性较大。铲头针在临床较少用，使用时应与持针器合用（见图 1-11）。

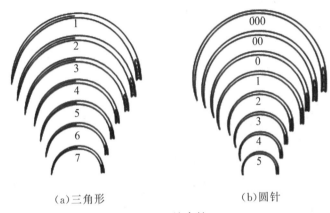

（a）三角形　　　　　　　　（b）圆针

图 1-11　缝合针

（七）金属探针

金属探针在实验中主要用于破坏蛙的脑和脊髓。

（八）玻璃分针

玻璃分针是由玻璃棒拉制而成的两头细尖的探针，主要用于分离神经和血管组织。虽然其针端尖细，但因是玻璃制成的，表面光滑，所以分离时对神经组织和血管的损伤很小。

二、BL-420I 信息化集成化信号采集与处理系统

（一）系统概况

BL-420I 信息化集成化信号采集与处理系统采用一体化设计原则，同时集成了可移动实验平台、生物采集系统、呼吸系统、测温系统、照明系统以及同步演示系统，实现实验数据、报告处理无纸化，可协助教师进行实验信息化管理。其能帮助科研工作者获取更客观、全面的实验数据，可运用于各项生理学、药理学、病理学等实验（见图 1-12）。

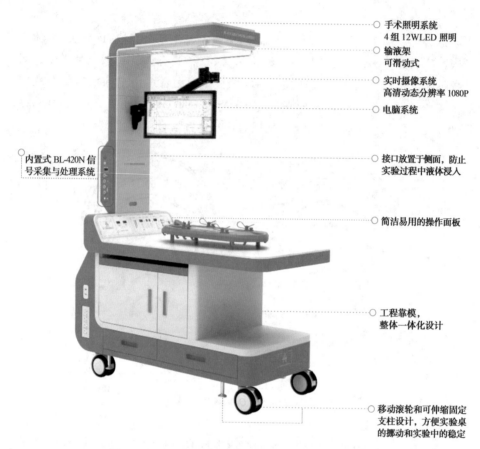

手术照明系统
4组12WLED照明

输液架
可滑动式

实时摄像系统
高清动态分辨率1080P

电脑系统

内置式BL-420N信号采集与处理系统

接口放置于侧面，防止实验过程中液体浸入

简洁易用的操作面板

工程靠模，整体一体化设计

移动滚轮和可伸缩固定支柱设计，方便实验桌的挪动和实验中的稳定

图1-12 BL-420I信息化集成化信号采集与处理系统

（二）操作流程

1.电源开关

分别启动平台背板总电源开关、电脑主机电源、采集系统电源以及照明电源。

2.启动软件

双击桌面快捷标志启动软件，插入本次实验所需换能器和信号线，选择实验模块（如动脉血压调节）：

（1）点击"实验模块"→"循环系统"→"动脉血压调节"→"开始实验"。

（2）点击"信号选择"配置实验通道及参数开始实验。

3.放大器调节

点击"量程"旋钮，鼠标左键档位变小，右键变大。

4.波形区调节

(1)鼠标置于"时间坐标轴",该区域滚动鼠标可实现波形的扩展或压缩,方便学生对波形的观察,鼠标置于"单通道"对单个波形进行调节。

(2)鼠标置于"标尺区",在该区域滚动鼠标还可实现波形的放大、缩小,但该放大或缩小的操作不能保存。

(3)鼠标置于"标尺区",按下左键不放,可拖动波形上下移动。

(4)鼠标放置在"波形区"左侧,可以拖动视图完成波形"双视"展示。

(5)在"波形窗口"点击鼠标右键,弹出"功能菜单",可进行其他波形区调节操作。

5.添加标签

(1)鼠标右键点击"实验标签",再选择"添加",输入实验标签。

(2)工具栏"添加标签"面板选择目标标签,选择"通道",点击"添加标签"。

6.测量操作

(1)鼠标右键点击"测量",再点击"区间测量",选择测量范围,在测量视图中显示测量结果。

(2)在"波形通道"右侧双击鼠标左键,出现实时"区间测量"右部信息区。

7.分析操作

鼠标右键点击"分析",再选择"微分",将增加"微分"分析通道。

8.数据管理

(1)鼠标右键点击"删除已记录波形"按钮,删除已记录波形。

(2)选择一段反演波形,鼠标右键点击"数据剪辑"或"数据删除"功能。

(3)鼠标右键点击"通道比较",选择"通道",对2个通道数据比较显示。

(4)采样过程中点击"停止"按钮,选择数据路径,完成数据保存。

9.数据反演

(1)鼠标右键点击"打开"按钮,选择数据文件,打开数据反演。

(2)鼠标右键点击"实验数据列表"复选框,双击"实验数据列表"中文件。

(3)鼠标右键点击"报告"面板中"编辑"按钮,即可根据反演数据生成实验报告。

10.刺激器操作

(1)在"刺激器参数调节"窗口中选择刺激器参数,点击"启动刺激",完成单次刺激操作。

(2)选中"连续"按钮,可以完成连续刺激。

(3)勾选"程控"刺激按钮,点击"程控调节对话框",可以进行程控刺激。

(4)选中"刺激触发"按钮,可以进行条件触发刺激操作。

三、BL-420N 生物信号采集与处理系统

(一)系统概况

BL-420N 生物信号采集与处理系统,是一套基于网络化、信息化的新型信号采集与处理系统。它通过实验室预先配置的 NEIM-100 实验室信息化管理系统,将分散、孤立的 BL-420N 系统连接起来,使其除了完成传统信号采集与分析系统的功能之外,还扩展了大量信息化的功能。

(二)硬件简介

BL-420N 生物信号采集与处理系统的连接包括前面板连接和后面板连接2 个部分。

1.前面板

BL-420N 生物信号采集与处理系统硬件前面板上主要包含系统的工作接口。这些接口包括通道信号输入接口、全导联心电输入接口、监听输入接口、记滴输入接口以及刺激输出接口等(见图 1-13)。

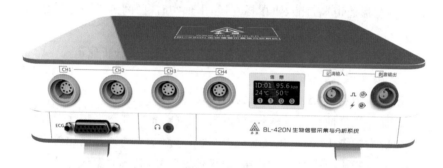

图 1-13　BL-420N 系统硬件前面板

(1)前面板元素说明(从左到右,从上到下)

1)CH1、CH2、CH3、CH4:8 芯生物信号输入接口(可连接信号引导线、各种传感器等,4 个通道的性能指标完全相同)。

2)信息显示屏:显示系统基本信息,包括温湿度及通道连接状况指示等。

3)记滴输入:2 芯记滴输入接口。

4)刺激输出指示灯:显示系统发出刺激指示。

5)高电压输出指示灯:当系统发出的刺激超过 30 V 时高电压输出指示灯点亮。

6)刺激输出:2芯刺激输出接口。

7)全导联心电输入口:用于输入全导联心电信号。

8)监听输出(耳机图案):用于输出监听声音信号,某些电生理实验需要监听声音。

(2)前面板接口连接

前面板因实验需求不同,而连接不同的信号输入或输出线。

1)信号输入线的连接:将信号输入线圆形接头连接到 BL-420N 硬件信号输入口,另一端连接到信号源。信号源可以是心电、脑电或胃肠电等生物电信号。

2)传感器的连接:将传感器圆形接头连接到 BL-420N 硬件信号输入口,另一端连接到信号源。信号源可以是血压、张力、呼吸等。

3)全导联心电的连接:将全导联心电线的方形接头连接到 BL-420N 硬件的全导联输入口,另一端按心电图连接方式,连接到动物的不同肢体处(红—右前肢、黄—左前肢、绿—左后肢、黑—右后肢、白—胸前)。

4)刺激输出线的连接:将刺激输出线的圆形接头连接到 BL-420N 硬件的刺激输出口,另一端连接到生物体需要刺激的部位。

5)监听输出:将电喇叭的输入线连接到 BL-420N 系统硬件的监听输出口。

2.后面板

BL-420N 生物信号采集与处理系统硬件后面板连接是系统正常工作的基础。后面板上通常为固定连接口,包括 12V 电源接口、A 型 USB 接口(方形,与计算机连接)、B 型 USB 接口(扁形,升级固件程序)、接地柱、多台设备级联的同步输入输出接口(见图 1-14)。

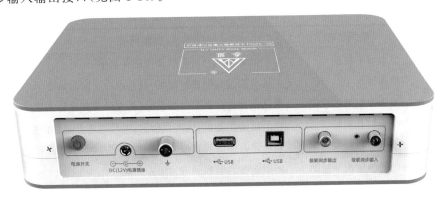

图 1-14　BL-420N 系统硬件后面板

（三）软件简介

1.主界面

BL-420N 生物信号采集与处理系统主界面中包含有 4 个主要的视图区，分别为功能区、实验数据列表视图区、波形显示视图区以及设备信息显示视图区（见图 1-15）。主界面上主要功能区划分如表 1-1 所示。

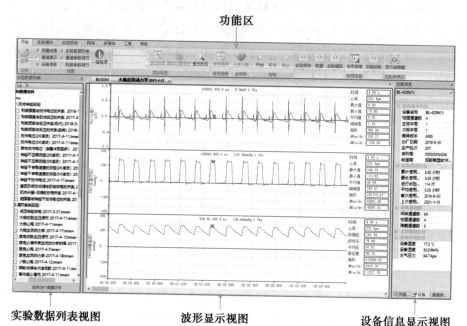

功能区

实验数据列表视图　　　　波形显示视图　　　　设备信息显示视图

图 1-15　BL-420N 程序主界面

表 1-1　主界面上主要功能区划分说明

序号	视图名称	功能说明
1	波形显示视图	显示采集到或分析后的通道数据波形
2	功能区	主要功能按钮的存放区域，是各种功能的起始点
3	实验数据列表视图	默认位置的数据文件列表，双击文件名直接打开该文件
4	设备信息视图	显示连接设备信息、环境信息、通道信息等基础信息
5	通道参数调节视图	刺激参数调节和刺激发出控制区
6	刺激参数调节视图	刺激参数调节和刺激发出控制区
7	快捷启动视图	快速启动和停止实验
8	测量结果视图	显示所有专用和通用的测量数据

视图区是指一块独立功能规划的显示区域,这些区域可以装入不同的视图。在 BL-420N 系统中,除了波形显示视图不能隐藏之外,其余视图均可显示或隐藏。其余视图中除顶部的功能区之外,还可以任意移动位置。在设备信息视图中通常还会有其他被覆盖的视图,包括通道参数调节视图、刺激参数调节视图、快捷启动视图以及测量结果显示视图等。

2.波形显示视图说明

BL-420N 生物信号采集与处理系统软件波形显示视图是采集到生物信号的主要显示区域。该区域主要由 7 个部分组成,分别包括波形显示区、顶部信息区、标尺区、测量信息显示区、时间坐标显示区、滚动条以及双视分隔条(见图1-16)。波形显示视图各部分功能如表 1-2 所示。

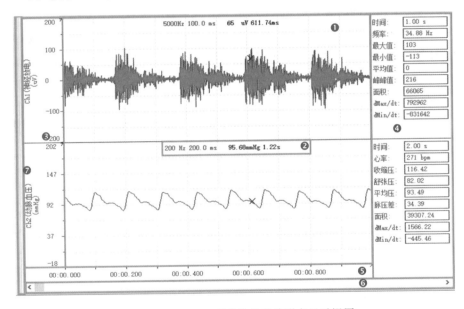

图 1-16　BL-420N 系统软件的波形主显示视图

表 1-2　波形显示视图各部分功能说明

序号	区域名称	功能说明
1	波形显示区	以通道为基础同时显示 $1 \sim n$ 个通道的信号波形
2	顶部信息区	显示通道基本信息,包括采样率、扫描速度和测量数据等
3	标尺区	显示通道幅度标尺,幅度标尺用于对信号的幅度进行定量标识
4	测量信息显示区	显示通道区间测量的结果

续表

序号	区域名称	功能说明
5	时间显示区	显示所有通道的时间位置标尺,以1通道为基准
6	滚动条	拖动定位反演文件中波形的位置
7	双视分隔条	拖动双视分隔条可以实现波形的双视显示,用于波形的对比

（1）单通道显示和多通道显示切换

BL-420N 系统可以同时记录 1～n 个通道生物信号,n 的最大值为 128(含分析通道)。

通常情况下,波形显示视图根据用户选择的记录信号数自动设置相应的通道数,当多个通道同时显示时,每个通道平分整个显示区域。

在通道较多的情况下,每个通道的垂直显示方向较窄,不易波形观察,此时,用户通过在要观察通道上双击鼠标左键的方式在单通道显示方式和多通道显示方式之间切换。

（2）复制通道波形

使用 BL-420N 系统完成实验后,要编写论文或实验报告,此时,用户需要将记录的有效生理信号波形复制下来粘贴到自己的论文或实验报告中。

BL-420N 生物信号采集与处理系统可以非常方便地复制用户选择的信号波形。选择信号的步骤如下:

1)在选择区域的左上角按下鼠标左键。

2)在按住鼠标左键不放的情况下向右下方移动鼠标以确定选择区域的右下角。

3)在选定右下角之后松开鼠标左键完成信号波形的选择。

波形选择完成后,被选择波形以及该选择波形的时间轴和幅度标尺就以图形的方式被复制到了计算机内存中。此后,用户可以在 Word 文档中或编辑实验报告中粘贴选择的波形。

（3）波形的上下移动

1)在通道标尺区按下鼠标左键。

2)在按住鼠标左键不放的情况下上下移动鼠标,此时波形会跟随鼠标移动。确认好波形移动的位置后松开鼠标左键完成波形移动。

（4）波形的放大和缩小

将鼠标移动到通道标尺区中;向上滑动鼠标滚轮放大波形,向下滑动鼠标滚轮缩小波形;在标尺窗口中双击鼠标左键,波形会恢复到默认标尺大小。

(5)波形的压缩和扩展

将鼠标移动到波形显示通道中；向上滑动鼠标滚轮扩展波形，向下滑动鼠标滚轮压缩波形。

(6)波形显示区的快捷菜单说明

当用户在波形通道中单击鼠标右键时会弹出通道相关的快捷菜单（见图1-17）。

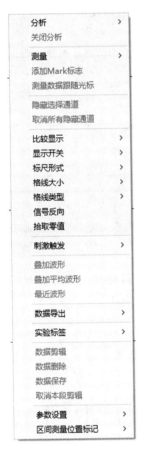

分析　　　　　　　＞
关闭分析

测量　　　　　　　＞
添加Mark标志
测量数据跟随光标

隐藏选择通道
取消所有隐藏通道

比较显示　　　　　＞
显示开关　　　　　＞
标尺形式　　　　　＞
格线大小　　　　　＞
格线类型　　　　　＞
信号反向
拾取零值

刺激触发　　　　　＞

叠加波形
叠加平均波形
最近波形

数据导出　　　　　＞

实验标签　　　　　＞

数据剪辑
数据删除
数据保存
取消本段剪辑

参数设置　　　　　＞
区间测量位置标记　＞

图 1-17　BL-420N 系统波形显示区的快捷菜单

1）分析：BL-420N 系统软件包含一系列的分析功能，包括微分、积分、频率直方图、频谱分析、序列密度直方图和非序列密度直方图等。

用户可以通过选择分析子菜单中相应分析命令启动对选择通道的分析，分析通道直接插入在被分析通道的下面。通过在分析通道上选择"关闭分析"命令可以关闭该分析。

2）测量：BL-420N 系统软件包含一系列的测量功能，包括区间测量、心功能

17

参数测量、血流动力学测量和心肌细胞动作电位测量等。

3)添加 M 标记:M 标记用于配套鼠标移动时的单点测量。

在数据反演时,鼠标在波形线上移动,当前点的信号值以及相对于屏幕起点的时间被计算出来并显示在通道的顶部信息区。如果通过该命令在波形上添加 M 标记,则移动鼠标测量的结果是 M 标记点和鼠标点之间的幅度差和时间差。此时,顶部显示区显示的幅度值和时间值的前面都会添加一个"Δ"标志,表示差值(见图 1-18)。

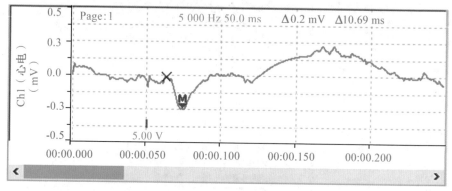

图 1-18　BL-420N 系统波形上添加的 M 标记

4)测量数据跟随光标:开启此开关进行数据反演,鼠标在波形线上移动,可以显示当前位置的坐标值(见图 1-19)。

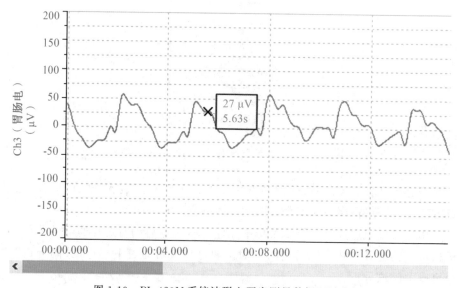

图 1-19　BL-420N 系统波形上开启测量数据跟随光标

18

5)隐藏选择通道:如果用户对某个通道的信息不感兴趣,则可以将鼠标移动至该通道上,点击该选项,该通道便会从当前的所有通道中消失,进入隐藏状态(不能隐藏第一个通道)。

6)取消所有隐藏通道:当用户点击了一次或多次"隐藏选择通道"后,点击此按钮以恢复所有已经隐藏通道为显示状态。

7)比较显示:此功能用于当采样或反演状态时,用户对某个通道的波形与另外一个或多个通道的波形的对比情况感兴趣时,将进行对比的几个通道的波形在同一个通道以不同的颜色显示出来,以便用户进行对比。如图1-20所示,在通道2中进行与通道1的比较显示,在通道3中进行与通道1、通道2的比较显示。

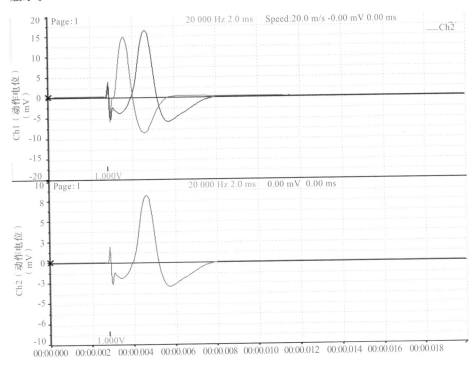

图1-20　BL-420N系统波形上开启通道比较显示

8)显示开关:在此菜单中,可以切换通道右部/顶部信息区、通道基线、背景格线、记滴信息、实时数据监测、硬件参数调节标志的隐藏和显示。

9)标尺形式:在此菜单中,可以设置标尺为x轴基线优先或y轴基线优先。

10)格线大小:在此菜单中,可以设置格线大小为可变或固定。

11)信号反向:该功能用于将选择通道的波形曲线进行正负反向显示。

12)自动回零:自动回零功能可以使由于输入饱和而偏离基线的信号迅速回到基线上。如果给 BL-420/820 系统的信号输入接口加入一个很大的输入信号,会引起该通道放大器信号饱和,执行该命令可以立刻消除放大器的零点飘移。

13)刺激触发:在此菜单中,设置刺激触发的开关状态,并且在开状态下,可以设置刺激触发的触发方式——上升沿触发或下降沿触发。

14)叠加波形:以刺激触发方式采样的信号以定长帧的形式存储,每一帧的数据长度和刺激触发点的位置相同,这是信号叠加的基础。

叠加的目的是消除信号中包含的随机干扰信号对有效信号的影响。对于有些生理信号,比如刺激、听觉和视觉等诱发电位,其信号非常微弱,这些信号往往被噪声信号所淹没,因此一次刺激得到的信号中往往无法直接观察到这些信号。但这些信号出现的方向和大小是固定的,而随机干扰信号是不确定的,这 2 种信号的特点决定了有效信号会在累加的情况下逐渐放大,而随机信号在累加的过程中因相互抵消而减小,因此做波形叠加就可以突出有效信号而抑制干扰信号,便于研究者观察分析。叠加的方式是对采样得到的所有数据帧累加求和。

BL-420N 系统软件支持刺激触发方式采样的波形进行叠加。叠加波形以灰色形式显示。

15)叠加平均波形:叠加波形往往比较大,不易观察,如果对叠加波形进行平均就可以更容易地观察到有效信号。

16)最近 10 次波形:在刺激触发方式下,数据以帧的方式进行采集和存储,不同帧之间的数据可能存在差异,为了对比最近若干帧数据之间的差异,BL-420N系统软件支持在通道窗口中同时显示最近 10 帧数据。

17)数据导出:数据导出是指将用户选择的一段反演波形或整个文件长度的原始采样数据以文本格式提取出来,并存入到相应的文本文件中。文本格式是一种通用的数据格式,采用文本格式的原因之一是为了方便其他软件读入,比如在 Notepad 等文本编辑器中查看。

数据导出的目的是为了在其他分析软件,如 Excel、MatLab、SAS、SPSS 等中对原始数据进行进一步的统计、分析处理。BL-420N 数据导出子菜单如图 1-21所示。

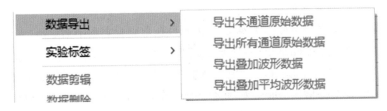

图 1-21　数据导出子菜单

BL-420N 系统软件中包含 4 种数据导出方式:导出本通道选择长度的数据、导出本通道整个记录长度的数据、导出所有通道选择长度的数据、导出所有通道整个记录长度的数据。

如果用户在通道中选择了一段区域,则数据导出命令以选择的区域长度为基础;如果用户在执行数据导出命令时未选择区域,则数据导出命令以整个记录文件的长度为导出基础(见图 1-22)。

（a）单通道数据导出　　　　（b）多通道数据导出

图 1-22　记事本中看到的导出数据

执行数据导出命令后生成的原始采样数据以文本形式存入到当前目录的 data 子目录下,并以"datan_年_月_日.txt"的形式命名,其中 data 后面的 n 代表通道号。例如,从 1 通道上选择的数据段导出到 data1,如果选择导出"所有通道数据",那么 data 后面没有 n。

值得用户注意的是原始数据导出功能只在数据反演时有效。

18)实验标签:在此菜单中,添加、编辑或删除实验标签。

19)数据剪辑:数据剪辑是指将选择的一段或多段反演实验波形的原始采样数据按 BL-420 的数据格式提取出来,并存入到指定名字的 BL-420 格式文件中。

由于数据剪辑提取的数据格式为 BL-420 数据格式,所以该剪辑数据可以被 BL-420 生物机能实验系统的软件所读取,并能继续在该数据上进行分析以及数据提取等操作。

这个命令只有在使用者对某个通道的数据进行了区域选择之后才起作用。

在停止反演时,一个以"cut.tme"命名的数据剪辑文件将自动生成,可以按照自己的需要重命名剪辑文件,但命名的文件不能与打开反演文件重名。

20)数据删除:与数据剪辑类似,当对某个通道的数据进行了区域选择之后,可以通过点击此按钮来生成删除选中段数据之后的反演数据。类似地,当停止反演后,一个以"cut.tme"命名的数据剪辑文件将自动生成,用户可以按照自己的需要重命名剪辑文件,但命名的文件不能与打开的反演文件重名。

21)取消本段剪辑:取消当前的剪辑状态。

3.功能区

功能区是指 BL-420N 系统主界面顶部的功能按钮选择区域,这个区域是用户操作系统的入口点(见图 1-23)。BL-420N 系统功能区相当于把传统软件中用户命令选择的菜单栏和工具栏合二为一,既有图标又有标题,使功能选择更直观、方便,这也类似于 Word 2010 的操作风格。

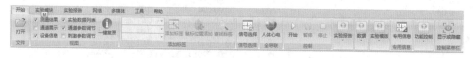

图 1-23　BL-420N 功能区

(1)功能区开始栏

功能区开始栏是系统默认的功能区分类,其把最常用的功能放在该分类中,在功能区开始栏中又包括 6 个功能分类,分别是文件、视图、添加标记、信号选择、控制和实验报告(见图 1-24)。功能区开始栏的功能分类如表 1-3 所示。

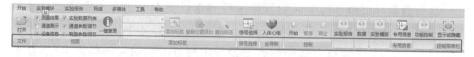

图 1-24　BL-420N 功能区开始栏

表 1-3 功能区开始栏的功能分类说明

序号	分类名称	功能说明
1	文件	打开文件,用于打开指定数据文件进行反演
2	视图	显示或隐藏除主视图以外的其他视图,选中即为打开,非选中即为隐藏
3	添加标记	添加实验标记,该功能只在采样过程中可用。3 个下拉框分别用于选择标记的分组、标记的名称和标记添加到的通道
4	信号选择	用户自主选择并设置通道参数,启动实验
5	控制	控制波形采集的开始、暂停和停止
6	实验报告	实验报告的编辑、打印、上传、下载等功能

(2)功能区实验模块栏

实验模块栏包含有 11 个分类(见图 1-25),分别是肌肉神经实验、循环系统、呼吸系统、消化系统、感官系统、中枢神经、泌尿系统、药理实验、病生实验、自定义实验和实验模块视图。其中前 10 个分类为实验模块分组,最后为是否显示实验模块视图功能。当用户选择实验模块分组下的具体的实验模块时,BL-420N 软件会显示关于该实验模块的信息介绍页面,当用户对这些信息了解了并想在下次启动该实验项目时不再显示该实验模块相关信息介绍页面并想直接开始实验时,只要取消掉"下次启动显示实验模块"的勾选即可。功能区实验模块栏的功能分类如表 1-4 所示。

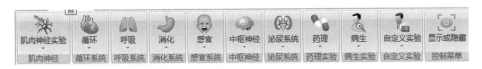

图 1-25 BL-420N 功能区实验模块栏

表 1-4 功能区实验模块栏的功能分类说明

序号	分类名称	功能说明
1	肌肉神经	肌肉神经实验模块分类包括刺激强度与反应的关系、刺激频率与反应的关系、神经干动作电位引导、神经干兴奋传导速度测定、神经干不应期测定、肌肉兴奋-收缩时相关系、阈强度与动作电位关系、心肌不应期测定、神经纤维分类、痛觉实验、肌梭放电等实验模块

续表

序号	分类名称	功能说明
2	循环系统	循环系统实验模块分类包括蛙心灌流、期前收缩-代偿间歇、心肌细胞动作电位、心肌细胞动作电位及心电图、减压神经放电、动脉血压调节、左室内压和动脉血压、急性心肌梗塞及药物治疗、血流动力学、全导联心电图等实验模块
3	呼吸系统	呼吸系统实验模块分类包括膈神经放电、呼吸运动调节、呼吸相关参数的采集与处理、肺通气功能测定等实验模块
4	消化系统	消化系统实验模块分类包括消化道平滑肌电活动、消化道平滑肌的生理特性、消化道平滑肌活动、苯海拉明拮抗参数的测定等实验模块
5	感官系统	感官系统实验模块分类包括耳蜗微音器效应、视觉诱发电位、脑干听觉诱发电位等实验模块
6	中枢神经	中枢神经实验模块分类包括大脑皮层诱发电位、中枢神经元单位放电、脑电图、脑电睡眠分析、突触后电位的观察等实验模块
7	泌尿系统	泌尿系统实验模块分类包括影响尿生成因素实验模块
8	药理实验	药理实验模块分类包括 pA2 的测定、药物的阵痛作用、吗啡对呼吸的抑制作用及解救、药物对离体肠的作用、传出神经系统药物对麻醉动物血压的影响、药物对实验性心律失常的作用、药物对麻醉大鼠的利尿作用、垂体后叶素对小白鼠立体子宫的作用等实验模块
9	病生实验	病理生理实验模块分类包括实验性肺水肿、急性失血性休克及挽救、急性左心衰合并肺水肿、急性右心衰、急性高钾血症、家兔呼吸功能不全等实验模块
10	自定义实验	在此目录下，用户可以点击"创建新实验"
11	实验模块视图	用于用户选择下次从实验模块启动时是否显示实验模块页面

　　BL-420N 系统将生理及药理实验按性质分类，分成不同的实验模块分组，在每一个实验模块分组下又包含有若干个具体的实验模块。当用户选择了一个实验模块之后，系统将自动设置该实验所需的各项参数，包括采样通道、采样率、增益、时间常数、滤波以及刺激器参数等，并且在开始实验后，使实验者直接进入数据采集状态。当完成实验后，根据不同的实验模块，生成的实验报告自动包含实验模块的标题，并包含有不同的实验数据以及波形截图信息。

（3）功能区实验报告栏

实验报告栏用于实验报告的配置，包括编辑、选择实验报告类型和实验报告基本信息三个分类（见图1-26）。

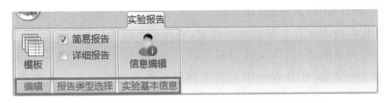

图1-26　BL-420N功能区实验报告栏

需要注意的是，在功能区开始栏下实验报告分类中的"编辑"是指编辑实验报告；而在实验报告栏下的"编辑"分类是指对实验报告模板的编辑。

（4）功能区网络栏

功能区网络栏网络操作相关的功能，网络栏包括Internet、系统更新两个分类。

（5）功能区多媒体栏

功能区多媒体栏用于管理系统的多媒体功能。多媒体功能包括视频制作、视频播放、模拟实验操作等。

（6）功能区工具栏

工具栏包含BL-420N系统中的各种计算工具，包括数据分析和向量图两个子栏目。

4.数据分析和测量功能

（1）数据分析

目前BL-420N软件提供的数据分析方法包括微分、积分、频率直方图、频谱分析、序列密度直方图和非序列密度直方图等。

数据分析都与通道相关，因此使用通道相关的快捷菜单启动分析功能。当在某个数据通道上单击鼠标右键弹出通道快捷菜单之后，就可以选择与该通道相关的分析命令

（2）数据测量

在BL-420N系统中数据测量主要包括区间测量、心功能参数测量、血流动力学测量、心肌细胞动作电位测量和肺功能测量。在BL-420N系统中所有测量方法的步骤都是一致的，详细的操作步骤如下。

1）启动区间测量：右键单击"波形显示区"→"测量"→"某某测量"启动测量

功能。

2)选择测量起点:当用户鼠标在波形显示区中移动时会有一条垂直的直线跟随着鼠标移动。这条直线贯穿所有通道。将鼠标移动到任意通道中需要进行测量的波形段的起点位置,单击鼠标左键进行确定,此时将出现一条短的垂直直线在我们按下鼠标左键的地方固定,它代表你选择的测量的起点。

3)确定测量终点:当再次移动鼠标时,另一条垂直直线出现并且随着鼠标的左右移动而移动,这条直线用来确定测量的终点。当这条直线移动时,在直线的右上角将动态地显示两条垂直直线之间的时间差,单击鼠标左键确定终点。可以反复"2)、3)"步骤进行重复测量。

4)退出测量:在任何通道中按下鼠标右键都将结束本次测量。

5)查看测量结果:只有退出测量后,在测量结果视图中才会更新所有测量结果。

四、医用换能器

在生物医学中将传感器称为换能器,是能将机械能、化学能、光能等非电量形式的能量转换为电能的器件或装置。

在生物医学上,换能器能将人体及动物机体各系统、器官、组织,甚至细胞水平及分子水平的生理功能或病理变化所产生的如体温、血压、血流量、呼吸流量、脉搏、生物电、渗透压、血气含量等非电信号转换为电信号,然后送至电子测量仪器进行测量、显示和记录。

(一)常用的换能器

在生理科学实验中,常用的换能器如下。

1.生物电的引导电极

引导电极可将离子电流转换成电子电流。电极多选用银、不锈钢、铂等材料制成,实验室引导动物心电图时常采用注射器针头作为引导电极。

2.张力换能器

张力换能器(见图 1-27)能将各种张力转换成电信号。张力换能器有多种规格,根据被测张力的大小选用合适量程的换能器,常用的有 5 g、10 g、50 g 和100 g 等。

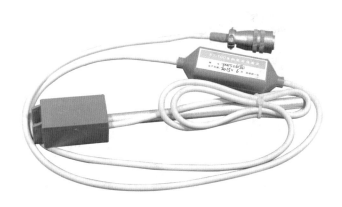

图 1-27 张力换能器

3.压力换能器

压力换能器能将各种压力如血压、呼吸道气压转换成电信号。根据测量对象的不同,压力换能器可分为血压换能器(见图 1-28)和呼吸换能器(见图 1-29)。血压换能器用于测量高的压力[$-6.67 \sim 47.99$ kPa($-50 \sim 360$ mmHg)],而呼吸换能器用于测量低的压力[$-0.98 \sim 4.90$ kPa($-10 \sim 50$ cmH$_2$O)]。

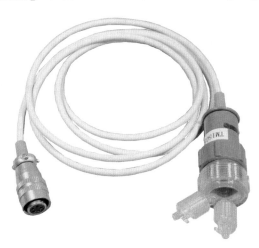

图 1-28 血压换能器

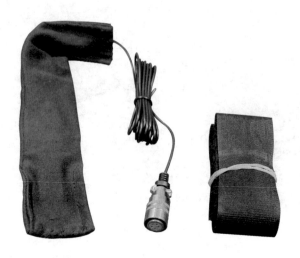

图 1-29　绑带式呼吸换能器(兔)

4.流量传感器

此类传感器应用光电或磁电原理将各种流体的流量转换成电信号。

(二)换能器使用注意事项

1.所施加的负荷不能超过换能器量程

如在使用张力换能器时,不能用手牵拉其弹性梁和超量加载,张力换能器的弹性悬臂梁屈服极限为规定量程的 2～3 倍。如 50 g 量程的张力换能器,在施加了 150 g 力后,弹性悬臂梁将不能恢复其形变,即弹性悬臂梁失去弹性,换能器被损坏。压力换能器的弹性膜片在过载情况下也将无法恢复其形变,过载会发生应变丝断丝或应变架变形。

2.防止水进入换能器内部

张力换能器内部没有经过防水处理,水滴入或渗入换能器内部会造成电路短路,损坏换能器,累及测量的电子仪器。

3.避免碰撞

如压力换能器的内部由应变丝构成电桥,应变丝盘绕在应变架上,应变架结构精密,应变丝和应变架在碰撞和震动时,会发生断丝或变形。

五、医学虚拟仿真实验平台

医学虚拟仿真实验平台的后台依托于网络通信和数据库管理技术,建设具有扩展性、兼容性、前瞻性的管理和共享平台,高效管理实验教学资源,实现校内外、本地区及更广范围内的实验教学资源共享,满足多地区、多学校和多学科专业的虚拟仿真实验教学的需求。

其后台功能强大,教师端包括班级管理(考试、课件、作业、学员,形成性评价)、考试管理(成绩评定、题库管理、网络考试、模拟自测)、虚拟仿真课件管理、实验室管理(实验预约、实验管理)、用户管理、新闻管理等功能。学生端包括互动交流、网络考试、模拟自测、虚拟仿真内容管理、实验预约等功能。下面简单介绍这些功能的操作方法。

(一)教师端操作指南

1.管理中心

在首页中输入教师账号与密码,点击登录。登录成功后,会显示登录用户名、系院、身份信息。

登录成功后,用户信息下展示"退出""管理中心"按钮。点击"管理中心",进入后台系统信息管理;点击"退出"按钮,退出系统。

2.班级管理

选中导航栏"班级管理",在左侧选中"班级管理",右侧展示班级管理的信息及操作,如"创建班级""编辑""强制删除""缩略图""学员""考试","课件""推荐""评教结果""作业""统计"等。用户可以通过"届别"和"名称"进行查找。

(1)创建教学班级

点击"创建班级",弹出"创建班级"窗口,填写好内容,点击"提交"按钮即可。

(2)编辑

点击"编辑"按钮,弹出"编辑"窗口,填写该班级需要修改的信息,点击"提交"按钮即可。

(3)强制删除

点击"强制删除"按钮,弹出提示框,确认无误后,点击"确认"按钮,无法恢复,请谨慎处理。

(4)学员

点击"学员"按钮,弹出"编辑学员"窗口,展示该班级所有学生信息,可以通过"届别""姓名""学号"进行搜索;也可以对单个学生进行"移除学员"操作;还有"添加学员""导入学员"等按钮可供用户操作。

1)添加学员:点击"添加学员"按钮,弹出"添加学员"窗口,可以通过"届别""姓名""学号"进行查找,然后在学员前打钩,点击"确认"按钮即可,成功添加(见图1-30)。

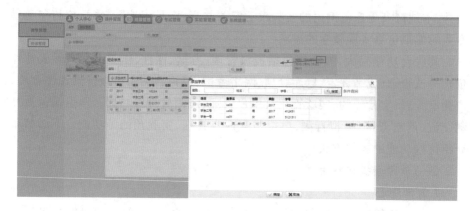

图 1-30 "添加学员"界面

2)导入学生：点击"导入学生"，弹出"批量导入班级学生"，如果不知道导入班级学生的格式，可以先下载模板，点击"班级学生导入模板.xls"，即可下载。用户填写好信息，上传即可，再点击"完成"按钮，操作成功(见图 1-31)。

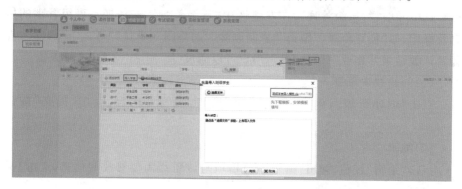

图 1-31 "批量导入"界面

（5）考试

点击"考试"按钮，在弹出界面点击"添加考试"。在班级中添加考试时，班级中学生将自动添加到这次考试考生中。

（6）课件

点击"课件"按钮，弹出"班级课件页面"，展示该班级所有课件信息。点击"选择课件"，即可上传新课件。对单个课件进行操作，有"预览"和"移除课件"功能。"移除课件"将删除所对应的课件。

（7）作业

点击"作业"按钮，弹出"学生作业"窗口，展示该班级所有的作业信息，可以

"添加作业""发布作业""编辑""删除""作业附件"(见图1-32)。

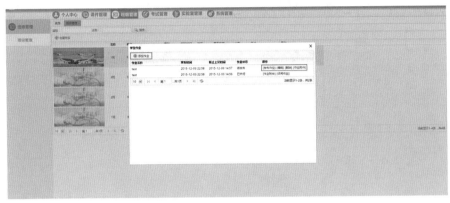

图1-32 "学生作业"界面

1)添加作业:点击"添加作业"按钮,弹出"添加作业页面",填写完整,点击"提交"按钮即可。

2)发布作业和删除:点击"发布作业"按钮,提示是否发布作业,确认无误后,点击"确认"即可。点击"删除"按钮,提示是否删除,确认无误后,点击"确认"即可。

3)编辑:点击"编辑"按钮,弹出"编辑作业页面"窗口,编辑信息,确认无误后,点击"提交"按钮即可。

4)作业附件:点击"作业附件"按钮,弹出"作业附件管理页面"窗口。点击"上传作业附件"按钮,根据提示操作,选择正确文件即可。用户可以对作业进行下载,点击"点击下载",即可下载到本地电脑。删除文件时,点击"删除"即可。

2.考试管理

(1)试卷管理

点击左侧"试卷管理",在右侧信息展示区域将展示试卷的操作及试卷信息。用户可以通过"试卷名称"进行试卷搜索(见图1-33)。

31

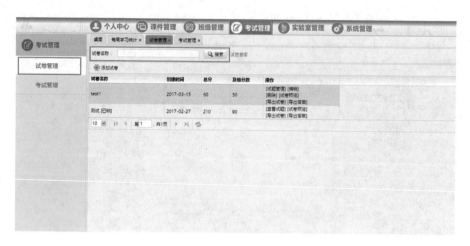

图 1-33　"试卷管理"界面

1)添加试卷:在右侧信息展示区域头部,有"添加试卷"按钮,点击按钮,弹出"编辑试卷"弹出框,填写"试卷名称"和"及格分数",点击"确认"按钮即可。

2)试题管理:点击右侧每份试卷的"试卷管理",将会弹出"试卷管理页面"弹出框,在这个页面进行管理页面。其主要分为"理论试题"和"技能试题",都可以通过"试卷名称"和"试题类型"进行搜索。"理论试题"下有"选择试题、随机组卷、批量设置"和"试卷信息展示"(见图 1-34)。

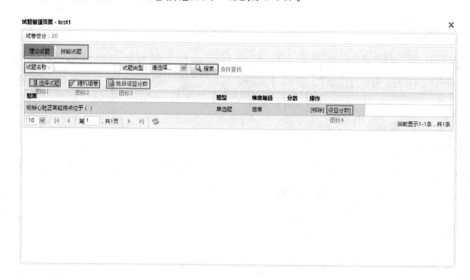

图 1-34　"试题管理"界面

点击图标1"选择试题",将弹出"选择试题"弹出框,右侧是试卷分类,通过点击试卷分类,左侧展示对应的试卷信息,也可以通过"试题名称"和"试卷类型"搜索。如果该分类还有子分类,若想显示该分类所有试卷,勾选"包含子分类"。用户选择试卷,勾选对应的试卷的复选框,点击"确认"按钮即可(见图1-35)。

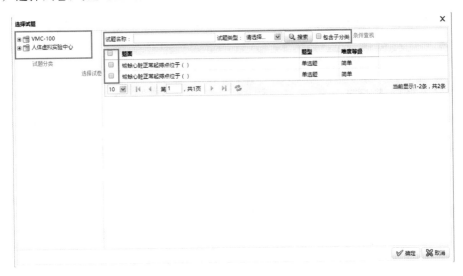

图 1-35 "选择试题"界面

点击图标2"随机组卷",弹出"随机组卷页面",左侧为试卷类型,点击类型,右侧将显示对应的信息,填写随机数量和分数,点击"确定"按钮即可(见图1-36)。

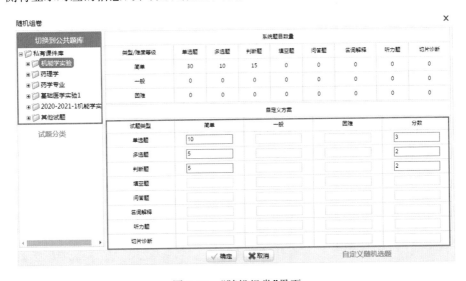

图 1-36 "随机组卷"界面

设置分数有 2 种设置方式：第一种是批量设置分数：点击图标 3"批量设置分数"，它根据已有的题面类型，让用户设置相应的分数；第二种：题面单独设置分数，点击图标 4"设置分数"，输入相应分数，点击"确认"按钮即可（见图 1-37）。

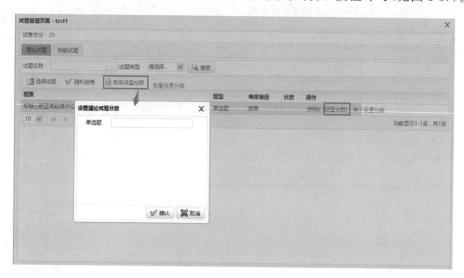

图 1-37 "设置理论题分数"界面

点击"技能试题"，该页面和"理论试题"一样，它只有"选择试题"，剩余操作同上。

3）编辑与删除：点击"编辑"按钮，将弹出"编辑试卷"弹出框，然后填写完整，红色框边的必须填写，确认审核后，点击"确认"按钮。点击"删除按钮"，弹出确认框，点击"确认"按钮，将删除该份试卷，请谨慎处理。

4）试卷预览：点击"试卷预览"按钮，将弹出"试卷预览"弹出框，展示试卷的内容。

（2）考试管理

点击左侧"考试管理"，右侧将展示考试管理的相关信息，如"添加考试"，"考试调整"，是否运行，"评卷"功能（见图 1-38）。

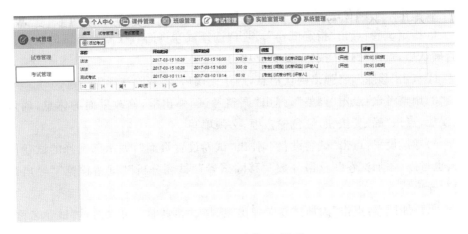

图 1-38　"考试管理"界面

1)添加考试:点击"添加考试"按钮,弹出"添加考试"弹出框,自行设置相关参数,确认无误后,点击"确认"按钮。

2)考生设置:点击"调整"列的"考生"按钮,将弹出"考试:＊＊考生详情"的页面,可以通过"学生姓名"进行搜索,也可以"添加考生""随机指定试卷""移除""指定试卷"(见图 1-39)。

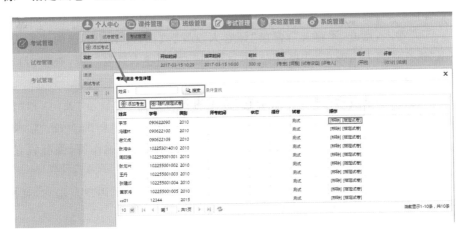

图 1-39　"考生详情"界面

①添加考生:点击"添加考生",弹出"选择考生页面",展示所有学生信息,可以通过"届别""姓名""学号"进行查找,然后勾选需要考试的考生,点击确定即可。

②随机指定试卷:点击"随机指定试卷",系统随机给学生指定试卷。

③指定试卷:点击"指定试卷",弹出"选择试卷页面",在需要考试的试卷打钩,确认后,点击"确认"按钮,提交成功。

④点击"移除",将弹出确认信息,确认无误后,将删除该学生信息。

3)调整考试:点击"调整",弹出"调整考试"弹出框,修改里面的休息,确认无误后,点击"确定"按钮,红色输入框,必须填写。

4)考试设置:点击"试卷设置",弹出"试卷设置页面",展示已选择的试卷信息,也可以"添加试卷""及格分数""移除试卷""试题分析""试题预览""导出试卷""导出答案"。

①添加试卷:点击"添加试卷",弹出"选择试卷页面",可以通过"试卷名称"进行搜索。用户选择试卷,勾选试卷,点击"确认"按钮,成功选择。

②及格分数及移除试卷:点击"及格分数",弹出"请输入"的弹出框,填写修改分数,点击"确认"即可。点击"移除试卷",弹出"请确认"的弹出框,确认无误后,点击"确认"即可。

③试卷分析:点击"试卷分析",弹出"按题目分析",展示的信息为该试卷综合分析,根据"答对人数""难度系数""区分度"等判定。点击"导出 Excel",将把这些信息下载,方便保存与查看。

④试卷预览点击"试卷预览",将弹出"试卷预览"弹出框,展示试卷的内容。

⑤评卷人:点击"评卷人",弹出"评卷人设置"页面,展示该试卷的评卷人。点击"选择评卷人",弹出"选择评卷人"页面,通过"评卷人姓名"进行查找,勾选评卷人,点击"确认"按钮,即可。

5)运行:如果显示"开启",点击它,提示考试开启,同时显示"关闭"和"监考"。点击"关闭",则恢复"开启"状态;点击"监考",弹出新的页面"监考:＊＊",展示该堂考试所有的学生,并显示他们是否在线,监视作答,强制收卷,发送消息,提问,广播消息,结束考试等功能。

6)收分:"收分"按钮的功能是考生考完试后,进行收分。用户点击它,弹出提示框,确认后,该场考试彻底关闭,请谨慎处理。

7)成绩:点击"成绩"按钮,弹出"成绩统计"弹出框,将展示该堂测试的综合分析;点击"导出统计",将下载该成绩统计,方便查看和统计;点击"详情",查看每个考生的试卷详情。

3.课件管理

(1)课件管理

点击导航栏"课件管理",左侧选中"课件管理",信息展示区域展示所有已有课件的列表,及其课件的操作。并且用户可以通过"课件名称""课件类型"查询,如需查看某分类下的所有课件,勾选"包含子分类"。用户还可以点击"上传标准课件""上传 MP4 视频""上传文档""排序"或者单个课件进行操作。

1)上传标准课件:点击信息展示区域右侧"上传标准课件"按钮,前提是选中信息区域左侧的课件分类。然后弹出"上传课件"弹出框,根据提示信息填写内容和上传文件,确认无误后,点击"确认"按钮。

2)上传 MP4 视频:点击信息展示区域右侧"上传 MP4 课件"按钮,前提是选中信息区域左侧的课件分类。然后弹出"上传课件"弹出框,根据提示信息填写内容和上传视频,确认无误后,点击"确认"按钮。

3)上传文档:点击信息展示区域右侧"上传文档"按钮,前提是选中信息区域左侧的课件分类。然后弹出"上传文档"弹出框,根据提示信息填写内容和上传视频,确认无误后,点击"确认"按钮。

4)排序:点击信息展示区域右侧"排序"按钮,前提是选中信息区域左侧的课件分类。弹出"排序"弹出框,可以上下拖拽信息条,进行排序,确认后点击"确认"按钮。

(2)课件意见建议

点击"课件意见建议",右侧显示两部分:一部分是课件的分类,另一部分是该分类课件的建议。

(3)课件学习统计

点击"课件学习统计",右侧默认显示最近一个月的统计信息,当然可以通过"统计范围""时间范围""排序方法""记录条数"进行统计。统计完,可以点击正下方底部的"导出统计",可以将信息导出到本地电脑,方便查阅。

4.实验室管理

(1)开放实验管理

在管理中心中,首先选择顶部的"实验室管理"功能,选择左侧"开始实验管理"(见图 1-40)。

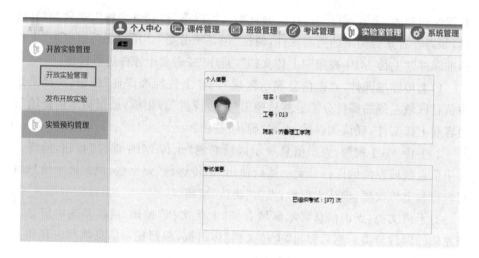

图 1-40 "开放实验管理"界面

1)开放实验管理:在信息展示区域,展示所有开放实验的信息,可以通过"实验名称"进行搜索;点击"项目查看"选项,弹出"开放实验项目文档"弹出框,即可查看该实验的所有项目文档,也可以在通过弹出框中的"上传实验项目文档"按钮,上传文件;点击"预约审批"选项,审批预约申请,弹出"预约审批"弹出框,勾选可审批学生前的勾选框,再点击"选中审批",审批成功;或者对每位学生单独操作,如果同意预约,点击"通过";如果不通过,点击"驳回"。

2)发布开放实验:信息展示区,会有一个发布开放实验的申请表,点击输入框末尾选中对应的信息,每栏信息必须填写。填写完成后,点击"确认"按钮,成功后会弹出成功提示。

(2)实验预约管理

1)预约管理:在信息展示区域,点击左侧"预约管理"按钮,将展示所有实验预约信息,也可以通过"申请人""实验名称""预约单号"进行搜索。

2)自主创新实验审批:点击左侧"自主创新实验审批",在信息展示区域,将展示学生申请的自主创新实验。可以通过"申请人"和"实验名称"进行信息搜索,然后可以对学生申请的创新实验进行操作,点击"查看审批"。对学生申请的创新实验进行审批,点击"查看审批",弹出"审批页面"的窗口,合格则点击"通过"按钮,不合格则点击"驳回"按钮,不操作则点击"关闭"按钮。

(二)学生端操作指南

1.用户登录

在首页中以学生身份登录进入(用户名为学生学号),登录后,选择"管理中心"功能进入系统后台管理功能。

2.学习中心

(1)我的班级

在个人中心的菜单栏中,点击"学习中心"的"我的班级",在右侧展示学生班级的相关信息,包括班级名称,课程作业等等。如果有新的考试更新,在班级展示上方有相关提示(见图1-41)。

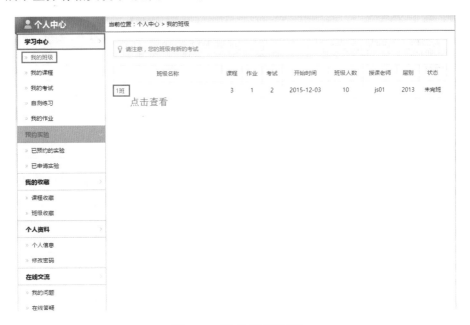

图 1-41 "我的班级"界面

1)班级查看:在班级展示区域中个,点击相应的班级名称,这时会弹出相应班级的相关信息,有"班级考试""班级课程""班级作业"等。

2)班级考试:点击班级信息菜单栏中"班级考试",下方切换出班级考试的信息,包括考试完成进度,所有考试的信息,开始结束时间,试卷操作等等。

考试操作:在每趟考试的尾部都有一个操作栏,如果考试状态为"考试结束",点击"详情分析",会展示学生已做过的试题,进行展示分析。如果考试状态为"考试中",点击"打开试卷",展示本试卷的考题,学生作答。

3)班级课程:点击班级信息菜单栏中"班级课程",菜单下方切换出所有班级课程,首先展示的是课程完成进度,然后展示课程的名称,操作等。

4)班级作业:点击班级信息菜单栏中"班级作业",菜单下方切换出所有班级作业,首先展示的是作业完成进度,然后展示作业的名称、操作等(见

图 1-42）。

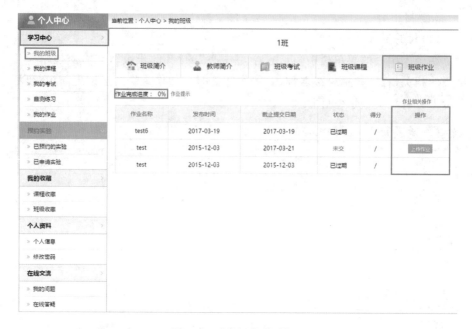

图 1-42 "班级作业"界面

　　在该作业还未失效的前提下,点击每次作业的操作"上传作业",选择需要上传的作业文件,点击"提交"即可。

　　(2)我的课程

　　在个人中心的菜单栏中,点击"学习中心"的"我的课程",在右侧展示学生的所有课程,分为必学课程与全部课程,可以对每个课程进行操作"学习"。

　　(3)我的考试

　　在个人中心的菜单栏中,点击"学习中心"的"我的考试",打开新的"考试"页面,展示学生的考试排列,以及考试的操作。用户扫描右侧的二维码,可以用手机进行考试(见图 1-43)。

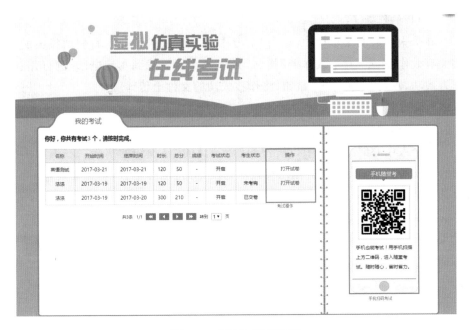

图 1-43 "我的考试"界面

（4）自测练习

在个人中心的菜单栏中,点击"学习中心"的"自测练习",打开新的"自测练习"页面,左侧展示实验分类,右侧展示相应的实验,学生在右侧操作。操作步骤:选中实验分类,在右侧将展示该分类的所有题目,学生自定义题目,点击"开始练习"按钮,即可进入练习界面（见图 1-44）。

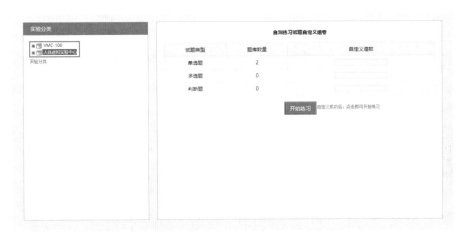

图 1-44 "自测练习"界面

（5）我的作业

在个人中心的菜单栏中，点击"学习中心"的"我的作业"，右侧切换出所有相关有效作业，点击"下载作业"按钮，将作业文件下载到本地电脑，进行作答，作答成功，点击"上传作业"按钮，将作答成功的文件上传即可。

3.预约实验

（1）已预约的实验

在个人中心的菜单栏中，点击"预约实验"的"已预约的实验"，右侧展示已预约的所有实验，及申请实验。实验申请后，等待老师审核，审核通过，等待实验开放时间，时间一到即可开始实验（见图1-45）。

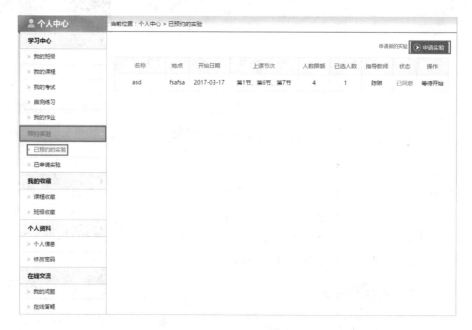

图1-45 "已预约的实验"界面

（2）已申请实验

在个人中心的菜单栏中，点击"预约实验"的"已申请实验"，右侧展示已预约的所有实验及申请实验。实验申请后，等待老师审核，审核通过，等待实验开放时间，时间一到即可开始实验。用户点击每个实验的"详情"按钮，进行查看该实验的详情。

4.我的收藏

在个人中心的菜单栏中，点击"我的收藏"的"课程收藏"，右侧展示学生本人收藏的课程和班级收藏课程,通过点击"课程收藏"或者"班级收藏"来进行切换,可以对收藏进行删除和展示。

5.个人资料

(1)个人信息

在个人中心的菜单栏中,点击"个人资料"的"个人信息",右侧展示个人的相关信息,可以对其进行修改。如上传头像,根据上传条件,上传依照照片,点击"完成"按钮即可;在对应的输入框中输入需要修改的信息,点击"修改"按钮即可。

(2)修改密码

在个人中心的菜单栏中,点击"个人资料"的"修改密码",在右侧的输入框中,根据提示填写,确认无误后,点击"确认"按钮,修改成功。

6.在线交流

(1)我的问题

在个人中心的菜单栏中,点击"在线交流"的"我的问题",右侧通过点击"我要提问"或"我的问题"进行切换,从而预览和操作。

(2)在线答疑

在个人中心的菜单栏中,点击"在线交流"的"在线答疑",右侧分为四部分,左边显示班级,中上部分是消息展示区,中下部分是个人消息输入区,右边是在线人数。

(李浩 赵西梅)

第三节 实验动物和实验基本操作技术

一、实验动物选择

在医学教学和科研的工作实践中,经常需要使用实验动物来进行各项实验。目前常用的实验动物包括牛蛙、小白鼠、大白鼠、豚鼠、家兔、猫和狗等。实验动物主要根据实验目的和要求、动物的特点以及经费、饲养条件等实际情况进行选择。

在医学实验中,一项实验可以选用多种动物进行。一般实验常选用的动物如表 1-5 所示。

表 1-5　医学实验常用动物

实验项目	常用动物
离体平滑肌(肠、器官、子宫等)	豚鼠、家兔、大白鼠、小白鼠
离体心脏	牛蛙、家兔、豚鼠
离体血管	兔(耳血管或主动脉条)、蛙(下肢血管)、大白鼠(后肢血管)
在体心脏	牛蛙、家兔、豚鼠、猫、狗
过敏试验、平喘实验	豚鼠
降温、热源实验	家兔
血压、呼吸实验	狗、猫、家兔、大白鼠

常用实验动物的生物学特性及选用原则如下。

(一)牛蛙

牛蛙易于饲养,所以应用范围较广。蛙的心脏可以在离体条件下保持较长时间的搏动,常用来研究心脏的生理功能和药物作用等。蛙类的腓肠肌和坐骨神经可以用来观察外周神经的生理功能以及药物对周围神经、横纹肌和神经肌肉接头信号传递的影响。

(二)小白鼠

小白鼠繁殖力强,易于捕捉,操作方便,对多种病原体敏感,应用广泛,尤其适用于批量动物实验。例如药物筛选、半数有效量(ED_{50})和半数致死量(LD_{50})的测定,以及对镇痛、镇咳、导泻和抗癌药物实验等。

(三)大白鼠

大白鼠饲养较方便,繁殖力强,广泛应用于亚急性实验,慢性实验,抗炎、利胆、子宫及心血管系统实验,是药典中规定的缩宫素效价评定及药品质控中升压物质检查的指定动物。

(四)豚鼠

豚鼠又名荷兰猪,性情温顺胆小,饲养管理方便。因其对组胺敏感,故用于过敏实验和平喘实验,亦广泛用于离体器官实验。

(五)家兔

家兔性情温顺,繁殖力强,抗感染能力较强,易于饲养和管理,可用于多种类型的医学实验。例如离体器官实验,避孕药、利尿药、心血管系统实验等。由于家兔体温稳定,对影响体温调节的物质较敏感,因此是药品质控中热源检查的指定动物。

（六）猫

猫属食肉动物,饲养管理较困难,在医学实验中比上述其他动物应用少。但由于其具有发达的神经和循环系统,常用于去大脑僵直、翻正反射、刺激交感神经及药物反应实验等。猫的突出特点是血压稳定,对降压物质反应特别敏感,是药品质控中降压物质检查的指定动物。

（七）狗

狗是医学实验中较大型的动物,经过训练后可很好地配合实验,在实验动物中占有重要地位。狗常用于血液循环、消化和神经活动等研究工作,也可用于高血压、放射病、条件反射等实验。

二、实验动物的编号

为对实验动物的分组和辨别方便起见,需要给实验动物编号,常用的编号标记有染色法、挂牌法等。

（一）染色法

染色法是用化学药品涂染动物体表一定部位的皮毛,以染色部位、染色颜色不同来标记区分动物的方法。

1.常用染色剂

（1）3％～5％苦味酸溶液,染成黄色。

（2）0.5％中性红或品红溶液,染成红色。

（3）20％硝酸银溶液,染成咖啡色（涂上后需在日光下暴露 10 分钟）。

（3）煤焦油乙醇溶液,染成黑色。

2.染色编号方法

染色编号方法（见图 1-46）对白色毛皮动物如大耳白兔、大白鼠和小白鼠都很实用,常用的染色编号方法如下。

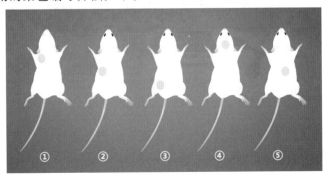

图 1-46　小鼠腹部的编号方法

（1）直接用染色剂在动物被毛上标号码。此法简单，但如果动物太小或号码位数太多，不宜采用此法。

（2）用一种染色剂染动物的不同部位，其惯例是先左后右（也可先右后左），从上到下。

（3）用多种染色剂染动物的不同部位，可用一种颜色作为 10 位数，照（2）法染色，配合此法，可编到 99 号。

染色法对慢性长久实验不适用。因为时间久后，颜色可自行消退，加之动物之间互相摩擦、舔毛、尿液、水浸湿以及动物自然换毛脱毛的影响，会造成颜色的改变从而造成混乱。

（二）挂牌法

挂牌法（见图 1-47）是将编号烙压在金属号码牌上，挂在动物身上或笼门上以示区别。

狗的号码牌挂在颈链绳上最好。豚鼠可挂在耳朵上，挂时应注意避开血管，将金属小牌直接穿过耳郭折叠在耳部。但挂牌可能会使动物感到不适，导致动物用前爪搔抓金属号码牌而致耳部损伤。金属号码牌应选不易生锈，对动物局部组织刺激较小的金属制造。

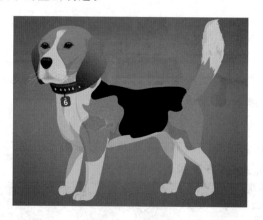

图 1-47　挂牌法

三、实验动物的捉持、固定和给药方法

为了保证动物实验的顺利进行，需要捉持动物并进行适当的固定，这是最基本也是最常用的实验技术。其基本原则是保证实验人员的安全，防止动物意外损伤，禁止粗暴对待动物。

（一）实验动物的捉持

1.小白鼠

右手提起鼠尾，放在鼠笼盖或易攀抓的粗糙台面上。实验者轻轻向后拉鼠尾，在小白鼠向前方挣脱时，用左手拇、食指沿其背部向前捏住两耳和头颈部皮肤，充分固定使其头部不能随意活动，将鼠体置于左手心中，腹部朝上；右手轻拉鼠尾，将其夹在左手无名指、小指和手掌之间（见图1-48）。

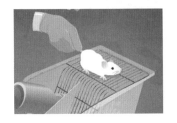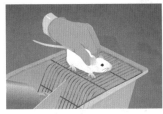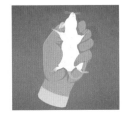

图1-48　小鼠捉持方法

2.大白鼠

大白鼠在惊恐或激怒时会咬人，捉拿时最好戴防护手套，切忌动作粗暴或用钳子夹持。实验者左手戴手套，右手抓住鼠尾立即提起，放在易攀抓的粗糙面上，左手虎口卡住大鼠躯干，并稍加压力向前移行，至颈部时，用左手拇指和食指抓住其两颊及后枕部皮肤，充分固定慎防咬伤；其余手指抓住背部皮肤，无名指和小指夹住鼠尾固定（见图1-49）。

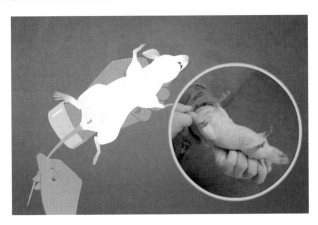

图1-49　大鼠捉持方法

3.豚鼠

豚鼠性情温和，一般不会伤人。实验者捉持时先用手掌扣住豚鼠背部，抓住其肩胛上方,拇指和食指环握颈部,其余三指从腋下握住鼠体,轻轻拿起,另一手托住臀部(见图 1-50)。

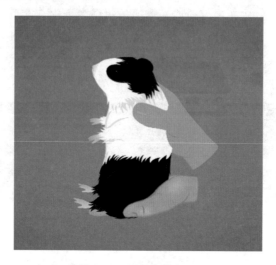

图 1-50　豚鼠捉持方法

4.家兔的捉持

实验者捉持时右手抓住家兔颈背部皮肤,轻轻提起,左手托住臀部与后肢,使其呈坐位姿势,让体重大部分集中在左手上(见图 1-51)。特别注意,切忌只提拉兔的双耳或双后肢,也不能仅抓腰部或背部皮肤,以免损伤动物。

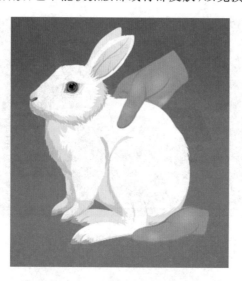

图 1-51　家兔的捉持方法

5.蛙类的捉持

实验者左手持蛙,将其背部紧贴手掌固定,使其腹部朝上,以中指、无名指和小指压住其左侧腹部和两后肢,拇指和食指分别压住左、右前肢,即可进行实验操作。此捉持方法适于进行淋巴囊内注射给药。若需破坏脑脊髓,则以左手食指和中指夹住蛙两前肢,无名指和小指夹住两后肢,使其俯卧位固定于左手中;左手拇指触摸枕骨大孔位置,右手持探针刺入枕骨大孔,破坏脑和脊髓(见图1-52)。注意捉持蟾蜍时,不要挤压其两侧耳部突起的毒腺,以免毒液溅入眼睛。

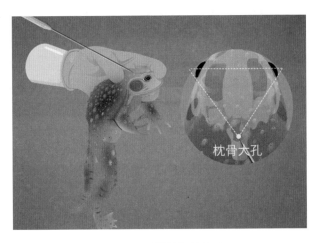

图 1-52　蛙类的捉持方法

(二)实验动物的固定

1.家兔的固定

(1)盒式固定:未麻醉的家兔可采用盒式固定法,将家兔置于特制的固定箱中(见图1-53A)。这种固定方法适用于耳缘静脉注射、采血等操作。

(2)台式固定:这是机能学实验中最常用的固定方法,适用于颈、胸、腹、股等部位的手术操作。将家兔麻醉后置于解剖台上,取仰卧位,用四根粗线绳分别套住前肢腕关节和后肢踝关节,拉直四肢,线绳另一端打结固定在解剖台四周的固定钩上,以固定四肢。头部以固定夹固定,或用一根棉线绳牵引兔的两颗上门齿,稍加牵拉后系在手术台前端的铁柱上,保持头颈部平直,以固定兔头(见图1-53B)。

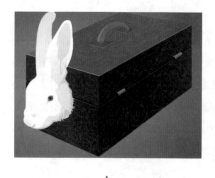
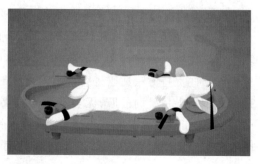

A　　　　　　　　　　　　　　B

图 1-53　家兔的固定方法

（3）马蹄形头固定器固定：进行腰背部，尤其是颅脑部手术时，一般采用马蹄形头固定器或立体定位仪固定法。家兔麻醉后取俯卧位，先剪去家兔两侧眼眶下部的皮毛，暴露颧骨突起，调节固定器两端的 T 形金属棒，使其正好嵌在突起下方的凹处，然后在适当高度固定金属棒。

2.鼠类的固定

动物麻醉后仰卧位置于解剖台上，四肢及头部固定参照家兔固定方法，此方法常用作心脏取血、解剖及外科手术等操作（见图 1-54A）。做尾静脉注射或取血时，可利用筒式或笼式固定器，让大鼠进入固定器内，关闭封口，露出尾部，再行静脉穿刺术（见图 1-54B）。

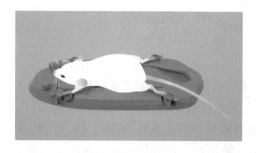
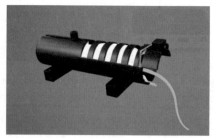

A　　　　　　　　　　　　　　B

图 1-54　鼠类的固定方法

3.蛙类的固定

蛙类破坏脑和脊髓后，可用蛙钉或大头针将四只脚钉在蛙板或蜡盘上。依实验需要采取仰卧位或俯卧位固定（见图 1-55）。

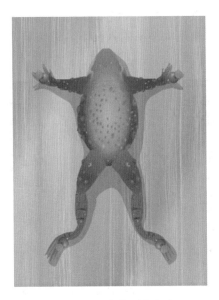

图 1-55　蛙类的固定方法

（三）实验动物的给药

1.小白鼠、大白鼠给药方法

两者给药方法相同,以小白鼠为例。

（1）灌胃:左手将小白鼠固定后,使其腹部朝向灌胃者,将小白鼠的颈部拉直,右手持灌胃器自口角插入口腔,沿上颚轻轻进入食管,如动物安静、呼吸无异常、口唇无发绀现象,即可注入药液(见图 1-56)。

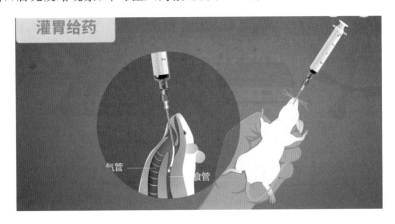

图 1-56　小白鼠灌胃器及灌胃法

（2）腹腔注射：左手将小白鼠抓牢固定后，右手持注射器自下腹一侧向头部方向以45°角刺入腹腔（角度太小易刺入皮下），针头刺入不宜太深或太近上腹部，以免刺伤内脏（见图1-57）。

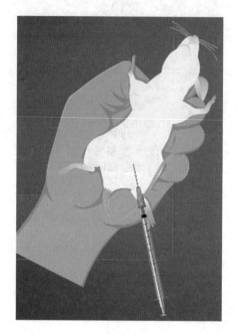

图 1-57　小白鼠腹腔注射

（3）皮下注射：抓鼠方式同前，右手持注射器，将针头刺入背部皮下，注入药液。

（4）肌内注射：由两人合作，一人固定小白鼠后，另一人持注射器，将针头刺入后肢外侧肌肉内注入药液（见图1-58、图1-59）。

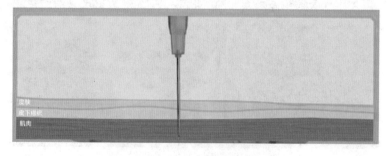

图 1-58　小白鼠肌内注射角度

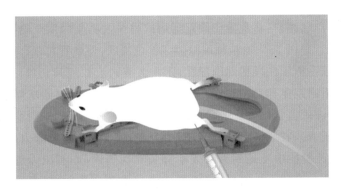

图 1-59　小白鼠肌内注射

　　(5)尾静脉注射:可将小白鼠或大白鼠装入玻璃、竹或木制固定器或固定板上,鼠尾漏出固定器,从尾静脉注入药液。

　　2.蛙类的给药方法

　　蛙类的给药多采用淋巴囊注射;蛙的皮下有许多淋巴囊,注入药液易吸收,一般为腹囊给药。由于蛙的皮肤弹性差,被针头刺破后,针眼不易闭合会使药液外溢,故注射针头必须通过 1 层隔膜,再进入皮下淋巴囊。如腹囊给药时,针头应自大腿上端刺入,经过大腿肌层入腹壁肌层,再浅出进入腹壁皮下入腹囊。

　　3.家兔的给药方法

　　(1)灌胃法:由两人合作,一人固定兔身(或用固定器将兔固定),另一人用兔开口器,将兔口张开,并将兔舌压在开口器下边横放于兔口中。取适当的导尿管涂以液状石蜡,从开口器中央孔插入,沿上颚后壁缓缓送入食管,约15 cm即可进入胃内(见图 1-60),注意导尿管切勿插入气管。可将导尿管的外端放入水中,如未见气泡出现,亦未见兔挣扎或呼吸困难,则证明导尿管已在胃中。此时,将导尿管与已吸好药液的注射器相连,将药液缓缓推入,然后再推入少量空气,使管内药液全部进入胃中,最后将尿管轻轻抽出。

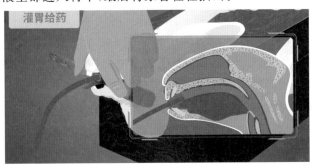

图 1-60　兔开口器及灌胃法

（2）耳缘静脉注射：将兔置于固定器内或另一人将兔固定于胸臂之间，剪除兔耳外缘的毛，并用75％酒精棉球涂擦该部位皮肤，使血管扩张（兔耳外缘血管为静脉），再以手指压住耳根部的静脉，阻止血液回流并使其充盈。注射者以左手拇指和中指固定兔耳，食指放在耳缘下作垫，右手持注射器从静脉末端刺入血管，当针头进入血管约0.5 cm，即以拇指和中指将针头与兔耳固定住，同时解除静脉根部压力。右手推动针栓开始注射（见图1-61），如无阻力感，并见血管立即变白，或注射器中可见回血都表明针头在血管内；如有阻力感或见局部组织发白表示针头未刺入血管内，应将针头退回重刺。注射完毕后，压住针眼拔出针头，继续压迫片刻以免出血。

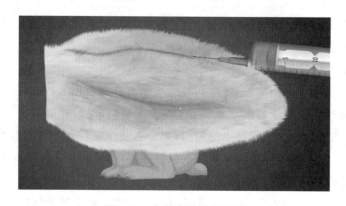

图1-61　兔耳缘静脉注射法

四、实验动物的常用麻醉方法

急、慢性实验中，施行手术前必须对动物进行麻醉。麻醉的基本任务是消除实验过程中所至的疼痛和不适感觉，保障实验动物的安全，使动物在实验中服从操作，确保实验顺利进行。由于麻醉药品种类繁多、麻醉作用的特点不同以及动物的药物反应存在种属和个体差异。因此，需要正确选择麻醉药品、用药剂量和给药途径。理想的麻醉药应具备以下三个条件：①麻醉必须适度，实验过程中动物无挣扎、动弹或鸣叫现象，麻醉时间应满足实验要求；②对动物的毒性及所观察的指标影响最小；③使用方便。

（一）麻醉前的准备

（1）熟悉麻醉药品的作用特点及不同动物的用药剂量和给药途径。

（2）检查并核对药品的名称、有无变质等。

（3）动物在手术前要求禁食12～24小时。如狗、猫禁食12小时以减轻呕吐反应,兔和大鼠的消化实验前也应禁食 12 小时。

(4)给予麻醉辅助药,如注射阿托品以减轻呼吸道分泌物的产生。

(二)麻醉方法和常用麻醉药

1.局部麻醉

局部麻醉是指在动物神志清醒的状态下,将麻醉药物应用于身体的局部,使身体的某一部分的感觉神经传导功能暂时被阻断,运动神经传导保持完好或者同时有不同程度地被阻滞状态。其特点是动物保持清醒,对重要器官功能干扰轻微,麻醉并发症少,比较安全。该方法适用于大中型动物各种短时间内的实验。

常用麻醉药品有普鲁卡因、利多卡因、丁卡因:①普鲁卡因:毒性小,见效快。用时配成 0.5%～1%溶液,用作局部浸润麻醉。②利卡因:此药见效快,组织穿透性强,常用 1%～2%溶液进行大动物神经干阻滞麻醉,也可用 0.25%～0.5%溶液作局部浸润麻醉。③丁卡因:此药毒性大,穿透力强,一般只做表面麻醉。

局部麻醉方法分为表面麻醉、区域阻滞麻醉、神经干(丛)阻滞麻醉以及局部浸润麻醉等。

(1)表面麻醉:利用局部麻醉药的组织穿透作用,透过黏膜,阻滞表浅的神经末梢,称为表面麻醉。在口腔及鼻腔黏膜、眼结膜、尿道等部位手术时,常把麻醉药涂敷、滴入或喷于表面上,或尿道灌注给药,使之麻醉。

(2)区域阻滞麻醉:在手术区四周和底部注射麻醉药阻断疼痛向心传导,称区域阻断麻醉,常用麻醉药为普鲁卡因。

(3)神经干(丛)阻滞麻醉:在神经干(丛)的周围注射麻醉药,阻滞其传导,使其所支配的区域无疼痛,称为神经干(丛)阻滞麻醉,常用药为利多卡因。

(4)局部浸润麻醉:沿手术切口逐层注射麻醉药,靠药液的张力弥散,浸入组织,麻醉感觉神经末梢,称为局部浸润麻醉,常用麻醉药为普鲁卡因。在进行局部浸润麻醉时,先固定好动物,用 0.5%～1%盐酸普鲁卡因皮内注射,使局部皮肤表面呈现一橘皮样隆起,称皮丘,然后从皮丘进针,向皮下分层注射。在扩大浸润范围时,针尖应从已浸润过的部位刺入,直至要求麻醉区域的皮肤都浸润为止。每次注射时,必须先回抽注射器,确定针头无回血时再推注麻醉药,以免将麻醉药注入血管内引起中毒反应。

2.全身麻醉

麻醉药经呼吸道吸入或经静脉、肌肉注射,引起中枢神经系统抑制,呈现神志消失、全身痛感消失、肌肉松弛和反射抑制等现象,这种方法称全身麻醉。其特点为抑制深浅与药物在血液内的浓度有关,当麻醉药从体内排出或在体内代谢破坏后,动物逐渐清醒,不留后遗症。全身麻醉有吸入麻醉和注射麻醉2种方法。

(1)吸入麻醉

麻醉药以蒸气或气体状态经呼吸道吸入而产生麻醉者,称为吸入麻醉,常用麻醉药为乙醚。吸入麻醉法对多数动物有良好的麻醉效果,其优点是易于调节麻醉的深度和较快地终止麻醉;缺点是中、小型动物较适用,对大型动物如狗的吸入麻醉操作复杂,通常不用。

1)麻醉药品:乙醚、氯仿。

2)麻醉方法:①乙醚吸入麻醉:乙醚吸入麻醉是最常用的麻醉方法。将乙醚滴在棉球上,利用乙醚的挥发特性通过麻醉口罩或气管插管进行开放式吸入。使用乙醚麻醉兔、大白鼠及小白鼠时,可将动物放入玻璃麻醉箱内,把装有浸润乙醚棉球的小烧杯放入麻醉箱,然后观察动物。开始时动物自主活动,不久即出现异常兴奋,不停地挣扎,随后排出大小便;渐渐地动物由兴奋转为抑制,倒下不动,呼吸变慢。如动物四肢紧张度明显减低,角膜反射迟钝,皮肤痛觉消失,则表示动物已进入麻醉,可行手术操作。在实验过程中应随时观察动物的变化,必要时把乙醚烧杯放在动物鼻部,以维持麻醉的时间与深度。

乙醚吸入麻醉的优点较多,如麻醉深度易于掌握,比较安全,而且麻醉后恢复比较快,适用于各种动物。缺点是乙醚局部刺激作用大,可刺激上呼吸道黏液分泌增加。其通过神经反射还可扰乱呼吸、血压和心脏的活动,并且容易引起窒息。麻醉初期出现强烈的兴奋现象,对呼吸道又有较强的刺激作用,因此,需在麻醉前给予一定量的吗啡和阿托品作为基础麻醉。通常在麻醉前20~30分钟,皮下注射盐酸或硫酸吗啡(5~10 mg/kg)及阿托品(0.1 mg/kg)。

在维持麻醉过程中,要时常检查角膜反射和观察瞳孔大小,如发现角膜反射消失,瞳孔突然放大,应立即停止麻醉。万一呼吸停止,必须立即进行人工呼吸,待自动呼吸恢复后再进行操作。

②氯仿吸入麻醉:其麻醉作用比乙醚大,诱导期及兴奋期都极短,吸入气体中含1%~2%容量的氯仿即能使动物麻醉,达到外科麻醉期容易,但也易转入延髓麻醉期而危及生命。其麻醉剂量与致死量较为接近,使用时应加以注意。一般与乙醚混合成1:1或1:2比例进行麻醉,麻醉方法基本同乙醚。

(2)注射麻醉

常用麻醉药品有戊巴比妥钠、氨基甲酸乙酯(乌拉坦)、硫喷妥钠、苯巴比妥钠、水合氯醛。

1)戊巴比妥钠:此药麻醉时间不很长,一次给药的有效时间可延续 3～5 小时,十分适合一般实验要求。给药后对动物循环和呼吸系统无显著抑制作用。使用此药时配成 1%～3% 的生理盐水溶液,必要时可加温溶解,配好的药液在常温下放置 1～2 月不失药效。静脉或腹腔注射后动物很快进入麻醉期,使用剂量为狗、猫、兔静脉注射 30～3 mg/kg,腹腔注射 40～45 mg/kg,皮下注射 40～50 mg/kg,大白鼠与小白鼠静脉或腹腔注射 35～50 mg/kg。

2)氨基甲酸乙酯(乌拉坦):此药是比较温和的麻醉药,安全程度大,多数实验动物都可使用,更适合于小动物。一般用作基础麻醉,如使用全部过程都用此麻醉时,动物保温尤为重要。使用此药时常配成 20%～25% 水溶液。狗、猫、兔直肠灌注剂量为 1.5 g/kg,皮下、静脉、腹腔注射剂量为 0.75～1 g/kg,大白鼠、小白鼠由腹腔注射 1.5～2 g/kg。在做静脉注射时须溶在生理盐水中,配成 10% 或 20% 的水溶液,与水合氯醛按 1:1 合并麻醉效果更好。缺点是该药可致癌,大型动物应用后不可食用。

3)硫喷妥钠:此药为黄色粉末,有硫臭,易吸水。其水溶液不稳定,故必须现用现配,常用浓度为 1%～5%。此药作静脉注射时,由于药液迅速进入脑组织,故诱导快,动物很快被麻醉。但苏醒也很快,一次给药的麻醉时效仅维持 0.5～1 小时。在时间较长的实验过程中,可重复注射,以维持一定的麻醉深度。此药对胃肠道无副作用,但对呼吸有一定抑制作用。由于其抑制交感神经较副交感神经为强,常引起喉头痉挛,因此注射时速度必须缓慢。静脉注射速度以 15 秒注射 2 mL 左右进行。给药剂量为狗静脉注射为 20～25 mg/kg,兔静脉注射为 7～10 mg/kg;小白鼠用 1% 溶液腹腔注射时,用量为每只 0.1～0.3 mL;大白鼠用量为每只 0.6～0.8 mL。

4)苯巴比妥钠:该药作用持久,应用方便,在普通麻醉用量下对动物呼吸、血压和其他功能无多大影响,通常在实验前 0.5～1 小时给药。使用剂量为狗、猫腹腔注射 80～100 mg/kg,静脉注射 70～120 mg/kg,家兔腹腔注射 150～200 mg/kg,鼠皮下注射 200 mg/kg。

5)水合氯醛:此药有臭气及腐蚀性苦味。其溶解度较小,常配成 1% 水溶液。使用前先将其水溶液在水浴锅中加热,促其溶解,加热温度不宜过高,以免影响药效。使用剂量为狗、猫静脉注射 80～100 mg/kg,腹腔注射 100～150 mg/kg,兔直肠灌注 180 mg/kg,静脉注射 50～75 mg/kg。

以上麻醉药种类虽较多,但各种动物作用的种类多有所侧重,如做慢性实验的动物常用乙醚吸入麻醉(用吗啡和阿托品作基础麻醉);急性动物实验时狗、猫和大白鼠常采用戊巴比妥钠麻醉;对家兔、牛蛙常采用氨基甲酸乙酯;大白鼠和小白鼠常采用硫喷妥钠或氨基甲酸乙酯麻醉。

（三）实验药物的给药途径

（1）静脉注射：常用于狗、猫、兔、大白鼠、小白鼠的给药等，注射部位是前肢小腿内侧的头静脉或后肢外侧皮下的小隐静脉，小白鼠取尾静脉注射。

（2）腹腔注射：常用于猫、大白鼠、兔等，方法简单，出现麻醉效果慢。

（3）肌内注射：常用于狗、猫、兔、大白鼠，注射部位多选臀部或股部肌肉，鸟类多用胸肌或腓肠肌。

（4）皮下注射：常用于狗、猫、兔、豚鼠，注射部位多在背部或后肢内侧皮下脂肪少的部位。

（5）皮下淋巴囊注射：常用于蛙类。

（6）灌胃：常用于狗、兔、大白鼠、小白鼠。

（四）麻醉效果的判断

动物达到最佳麻醉的基本状态是动物卧倒，全身肌肉松弛，呼吸平稳变深变慢，角膜反射存在但较迟钝，瞳孔缩小，皮肤夹捏反射消失。

如麻醉较浅，动物有挣扎和尖叫等兴奋表现，应适当补充麻醉药以便维持适当麻醉。麻醉过量时，呼吸慢而不规则，血压下降，应进行处理。

（五）麻醉时的注意事项

（1）麻醉前应正确选择麻醉药品、用药剂量和给药方法，检查及核对药品名称和有无变质等。

（2）由静脉注射进行全身麻醉时，麻醉剂的用量除参照一般标准外，还应考虑个体对药物的耐受性不同，而且体重与所需剂量的关系也并不是绝对成正比的。一般来说，衰弱和过胖的动物，其单位体重所需剂量较小。在使用麻醉剂过程中，应随时检查动物的反应情况，尤其是采用静脉注射，绝不可将按体重计算出的用量一次性进行注射。一般先将总用量的 1/3 快速注入，使动物迅速度过兴奋期，然后再缓缓注入剩余药品。但需密切观察动物生命体征的变化，如已达到所需麻醉的程度，余下的麻醉药则不用，避免麻醉过深抑制延髓呼吸中枢导致动物死亡。

（3）注射麻醉时，如麻醉较浅，应适当补充麻醉药以便维持适当麻醉深度。同时观察肌肉紧张度、角膜反射和对皮肤夹捏的反应。如麻醉过深，这些活动明显减弱或消失时，应立即停止注射和手术操作，进行紧急处理。

（4）麻醉过量时，应按过量的程度采取不同的处理方法。如动物呼吸极慢而不规则，但血压和心跳仍正常时，可施行人工呼吸，并给苏醒剂（咖啡因、苯丙胺、尼克刹米等）。若动物呼吸停止，血压下降，但仍有心跳时，应迅速施行人工呼吸,同时注射 50％温热的葡萄糖溶液 5～10 mL,并给肾上腺素和苏醒剂。若动物呼吸停止,心搏极弱或刚停止时,应用 5％二氧化碳(CO_2)和 60％氧气(O_2)的混合气体进行人工呼吸,同时注射温热葡萄糖溶液、肾上腺素和苏醒剂,必要时开胸行心脏按摩。

(5)麻醉期间随时保持呼吸道通畅,注意保温。

(6)创伤大或时间较长的实验中应注意动物液体的进出量,维持正常体液平衡。

五、动物被毛的去除法

对动物进行注射、手术、皮肤过敏实验前,应先去除手术部位或实验局部的被毛,常用的除毛法如下。

(一)拔毛法

将动物固定好后,用食指和拇指将要暴露的部位的毛拔去。此法一般用来暴露采血点或动、静脉穿刺部位。如兔耳缘静脉和鼠尾静脉采血法,就需拔去顺静脉走行方向的被毛。拔毛不但暴露了血管,又可刺激局部组织,起到扩张血管,又便于操作的作用。

(二)剪毛法

将动物固定好后,用水润湿要剪去的被毛,备冷水 1 杯,用来装剪下的被毛,以免被毛到处飞扬。用剪刀紧贴动物皮肤剪毛,剪毛过程要特别小心,切不可提起被毛,以免剪伤皮肤。这种方法适用于暴露中等面积的皮肤,做家兔和狗的颈部手术以及家兔的腹部手术时常采用这种除毛法。

(三)剃毛法

动物固定好后,用刷子蘸温肥皂水将所要暴露部位的被毛浸润透,剪去被毛,然后用锋利的剃毛刀顺被毛倒向剃去残余被毛。剃毛时用手绷紧动物皮肤,不要割破皮肤。这种除毛法最适用于暴露外科手术区。

(四)脱毛法

使用化学脱毛剂脱毛,常用的脱毛剂配方如下:

(1)硫化钠 8g 溶于 100 mL 水中。

(2)硫化钠 3 份、肥皂粉 1 份、淀粉 7 份加水调成糊状软膏。

(3)硫化钠 10g、生石灰 15 g,加水 100 mL。

脱毛剂配方(1)和(2)适用于给家兔和啮齿类动物脱毛,配方(3)适用于给狗脱毛。使用脱毛剂前,要剪去脱毛部位的被毛,以节省脱毛剂,切不可用水浸润被毛,否则脱毛剂会顺被毛流入皮内毛根深处,损伤皮肤。脱毛时,动物应放在凹型槽等容器内，以免脱毛剂及洗毛水四处流淌。用镊子夹棉球或纱布团蘸脱毛剂涂抹在已剪去被毛的部位，3～5分钟后，用温水洗去脱下的毛和脱毛剂。操作时动作应轻柔，以免脱毛剂沾在实验操作人员的皮肤和黏膜上，造成不必要的损伤。

六、哺乳动物实验手术基本操作

（一）动物固定、剪毛

为方便实验手术操作和结果记录，一般应将麻醉动物固定于手术台。固定动物的方法和姿势依实验内容而定。仰卧位（见图1-62）是机能学实验中最常用的固定姿势，适合于颈部、胸部、腹部和股部的手术及实验。固定方法是使动物仰卧，用棉绳一端钩住动物上门齿，另一端稍加牵引系在手术台前端的铁柱或木钩上，以固定头部。四肢的固定方法是先用四根棉绳分别打活结套在动物四肢腕、踝关节近端并稍拉紧，另一端缚于手术台两侧的四个木钩上即可。

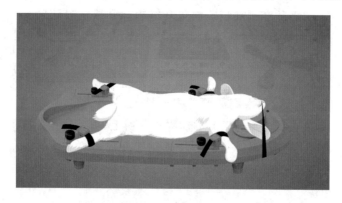

图1-62　家兔仰卧位固定

俯卧位适合于颅脑和脊髓实验，用同样的方法固定四肢，头部可根据实验要求固定于立体定向仪、马蹄形头固定器，或用棉绳钩住上门齿，系缚于手术台前端的木钩上。侧卧位适用于耳蜗和肾脏（腹膜后入路）部位的实验，可顺势将动物固定于手术台。

动物固定后，应将手术部位皮肤被毛剪去，以显露皮肤。剪毛宜用弯头剪或家庭用粗剪刀，不能用组织剪，更不能用眼科剪。剪毛部位及范围由拟订皮肤切口部位和大小而定，应大于皮肤切口。为避免剪伤皮肤，术者可用左手拇和食指绷紧皮肤，右手持剪刀平贴皮肤，逆着毛的方向剪毛，并随时将剪下的被毛放入盛有水的烧杯中，以防被毛进入仪器或污染实验环境。剪毛后用湿纱布擦拭局部,以清除剪落的被毛。

(二)切开皮肤、皮下组织,及止血

切开皮肤前,应根据实验要求确定皮肤切口的位置和大小。例如要显露颈总动脉、迷走神经时应选用颈前正中线切口;显露膈肌时应在剑突下切口;显露心脏时,应在胸前正中线或左胸部切口;显露膀胱、输尿管时应在耻骨联合上方正中线切口;显露肾脏、肾神经时应在左肋缘下、骶棘肌腹侧缘切口;显露股动脉、股静脉时应在股部切口;切口一般应与血管或器官走行方向平行,必要时可做出标记。切口大小应便于深部手术操作,但不宜过大。切开皮肤时,术者一般站在动物右侧,也可根据需要站在距手术野较近的位置,助手站在对面。术者用左手拇、食指将预定切口部位皮肤绷紧,右手持手术刀,以适当力度切开皮肤、皮下组织直至皮下筋膜。术者与助手顺肌纤维或神经血管走行方向反复撑开血管钳分离筋膜或腱膜,必要时用血管钳夹持并提起筋膜或腱膜,用组织剪剪开一个小口,然后顺皮肤切口的方向剪开扩大剪口,直到需要暴露的器官。

手术过程中应注意不要损伤大血管,如有出血应及时止血,以免动物失血过多,并保持手术野清晰。止血的方法酌情而定,微小血管损伤引起的局部组织渗血,一般用湿热盐水纱布压迫即可止血;较大血管损伤出血时,可用止血钳夹住出血点及周围的少量组织,然后用丝线结扎止血,结扎后将血管钳取下并剪去多余丝线;肌肉组织出血多为渗血,且出血较多,可将肌肉结扎,以便止血。

(三)神经、血管分离技术

电刺激神经干、引导记录神经干放电或各种血管插管均需事先将其游离,故神经、血管分离技术是机能学实验的基本技术之一。

分离神经、血管时应按照先辨认后分离,先分离神经,后分离血管,先分离较细的神经,后分离较粗的神经的原则进行。分离神经、血管时,应首先明确其解剖位置及其与周围组织器官之间的关系,仔细辨认,确定后再行分离。例如,分离家兔颈部神经、血管时,将颈部皮肤切口边缘和部分肌肉向外侧牵拉,以显露颈总动脉及其伴行的迷走神经、交感神经和减压神经。其中迷走神经最粗,交感神经次之,减压神经最细且常与交感神经或迷走神经紧贴。然后按照减压神经、交感神经、迷走神经、颈总动脉的顺序依次进行分离,并各自穿绕不同颜色的丝线做标记。

神经、血管均很娇嫩,分离时应轻柔、耐心,绝不能用镊子或止血钳夹持神经、血管。分离狗的较大神经、血管时(如颈总动脉和迷走神经),可用止血钳分离,方法是顺着神经、血管走行方向轻轻反复撑开止血钳,将其与周围组织分离。如遇较大阻力,应仔细检查是否有血管分支,不可盲目用力,或者改变分离部位。分离家兔和大鼠较细的神经、血管时,宜用玻璃分针完成,方法是用玻璃分针顺着神经、血管走行方向轻轻划开神经与血管之间、神经与神经之间、动脉与静脉之间及周围的结缔组织,将神经、血管游离。如果要引导神经干放电,分离时玻璃分针的划向应与神经冲动传导方向相反,例如分离减压神经时应划向外周端,分离膈神经和肾神经时应划向中枢端,以减轻分离时对冲动来源神经段的牵拉。另外,尽量去除附着于神经干上的结缔组织,分离段也不宜过长。

(四)插管技术

1.气管插管

气管插管(见图1-63)是指将一个金属、玻璃或塑料Y形或T形导管的长端插入动物气管,普遍应用于哺乳动物急性实验。气管插管的意义在于保持麻醉动物呼吸道通畅,便于清除气管内分泌物,收集呼出气体样品,也可连于气体流量计等传感器检测呼吸运动。进行气管插管所用器材包括哺乳动物手术器械一套、兔或大白鼠手术台、棉绳、纱布、气管插管、注射器、20%氨基甲酸乙酯或1%戊巴比妥钠。

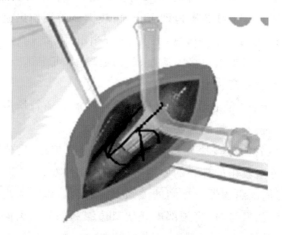

图1-63　气管插管示意图

气管插管的基本方法如下:

(1)动物麻醉后仰卧位固定在手术台上,剪去颈前区被毛。

(2)于喉部下缘至胸骨上缘之间,沿正中线切开皮肤,切口长度由动物的种类酌定。沿中线纵向分离皮下组织,暴露颈前肌肉群,再沿正中线顺肌肉走行方向钝性分离肌肉,暴露气管。沿气管走行方向分离气管两侧及其与食道之间的结缔组织,游离气管,在气管下方穿一棉线备用。然后术者左手轻提棉线,右手持组织剪在喉部下方 2~3 cm 处的气管环状软骨之间横向剪开气管前壁约 1/3 气管直径,再于剪口上缘向头侧剪开 0.5 cm 长的纵向剪口,使气管切口成一"⊥"形。将气管插管的长端经此"⊥"形切口向肺脏方向插入适当深度,用棉线将气管与气管插管一起结扎,再将结扎线固定在 Y 形管上,以防气管插管滑脱。

气管插管过程中应注意避免损伤颈部血管和神经。由于颈部大血管和重要神经均在中线两侧,而且愈往颈根部方向,愈向中线靠拢。因此,进行颈部皮肤切口、皮下组织和颈前肌群的分离时要沿正中线进行。手术越靠近颈根部,操作越要仔细。初学者手术操作尤要细致,力戒粗暴。分离颈前肌群时,要顺着肌纤维方向,而且止血钳插入不宜过深。

2.颈总动脉插管

颈总动脉插管(见图 1-64)是指将一根充满肝素或其他抗凝剂溶液的导管插入颈总动脉,用以检测生理、病理、药物因素作用时动脉血压的变化,也可用于采集动脉血样,是机能学实验最常用的技术。插管时所需实验器材除上述"气管插管"的用材外,还需增加动脉导管、动脉夹、三通管、1%肝素生理盐水。肝素粉剂用于体外抗凝时,可配成 0.5%~1% 的肝素生理盐水溶液。肝素针剂用于体外抗凝时,可配成 500~1 000 U/mL 的肝素生理盐水溶液,体外抗凝还可用 6% 的枸橼酸钠溶液。

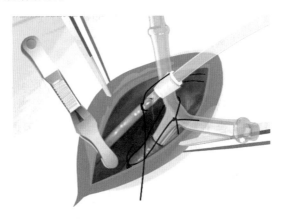

图 1-64　颈总动脉插管示意图

(1)颈总动脉插管的方法

1)动物麻醉后取仰卧位固定,切开颈部皮肤并进行气管插管。右手持玻璃分针顺颈总动脉走行方向轻轻划开其周围的结缔组织,游离颈总动脉 2~3 cm,

并在其下方穿两根丝线备用。

2)分离一侧颈总动脉后,取直径适宜的动脉导管连接到充满1‰肝素生理盐水溶液的三通管。检查动脉导管插入端是否光滑,确定无尖无钩,将导管内充满1‰肝素生理盐水,并排尽导管内气泡。

3)用1根丝线结扎游离颈总动脉段远心端,用动脉夹夹闭其近心端,另一丝线置于结扎部位与动脉夹之间。术者提起远心端结扎线,右手持眼科剪在靠近结扎线2~3 mm处呈45°角剪开颈总动脉壁,剪口的大小为颈总动脉直径的1/3~1/2,将动脉导管向心脏端插入颈总动脉1~1.5 cm,用近心端丝线结扎颈总动脉与动脉导管,并固定导管,以防导管滑脱(见图1-64)。剪除多余丝线后,将导管连于传感器,放开动脉夹,即可检测动脉血压。

(2)颈总动脉插管时的注意事项

1)颈总动脉剪口不宜过大或过小,过小时导管不易插入,过大时易于将颈总动脉插断。如不小心将颈总动脉插断,可将剪口处结扎,再向心脏端分离一段颈总动脉,重新剪口插管。

2)动脉导管顶部要光滑,不能过尖,以防刺破动脉壁,引起大出血。如刺破动脉壁,应立即用动脉夹夹闭颈总动脉心脏端,再向心脏端分离一段颈总动脉,重新插管,必要时改插对侧颈总动脉。

3)导管内肝素浓度不宜过低,以防导管内凝血,堵塞导管。如已出现凝血,可通过三通管向颈总动脉注入肝素生理盐水,冲出血凝块,必要时拨出导管,清除凝血块,冲洗后重新插管。

3.颈外静脉插管

兔、大白鼠及豚鼠颈外静脉位于动物左、右两侧颈部皮下,颈外静脉插管可建立一个通道,用以给动物注射多种药物,快速输液,采取静脉血样,也可用于检测中心静脉压,特别适合于大鼠和豚鼠等表浅静脉注射困难的动物。实验器材与上述的"动脉插管"相似,但一般不用肝素。

(1)颈外静脉插管的方法

1)动物麻醉、固定、气管插管均与前述相同。实验者一只手捏起颈部切口皮缘,向外侧牵拉(但不要捏住肌肉),使颈外静脉稍微外翻。另一只手持玻璃分针将颈部肌肉推向内侧,即可清晰显露附着于皮肤的颈外静脉(紫蓝色,较粗)。用玻璃分针或蚊式止血钳钝性分离颈外静脉周围结缔组织,游离颈外静脉2~3 cm,在其下方穿两根丝线备用。

2)用动脉夹夹闭颈外静脉游离段的心脏端,待血管充盈后用一根丝线结扎其远心端。实验者左手提起结扎线,右手持眼科剪,在近结扎处向心脏端将颈外静脉壁呈 45°角剪成 V 形小口,然后将充满生理盐水的静脉导管向心脏方向插入颈外静脉约 2 cm(如检测中心静脉压,则需插至上腔静脉),用另一根丝线将静脉与导管结扎并固定,以防导管滑脱(见图 1-65)。然后放开动脉夹。

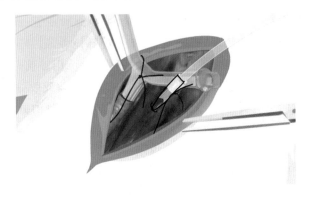

图 1-65　颈外静脉插管

(2)颈外静脉插管时的注意事项

1)颈外静脉与皮肤粘连较紧密,分离时应仔细、耐心,以防撕裂血管。

2)导管顶部不宜过尖,以防刺破血管壁。

4.兔、大白鼠股动脉和股静脉插管

股动脉与股静脉插管也是机能学实验的基本技术之一。由于颈总动脉插管过程中会不可避免地影响压力和化学感受性反射,而股动脉插管则无此缺陷,故有人采用股动脉插管检测动脉血压、放血、采取动脉血样。股动脉或股静脉插管与颈总动脉插管术所需的器材相似,但插管直径应与股动脉和股静脉口径相匹配(见图 1-66)。

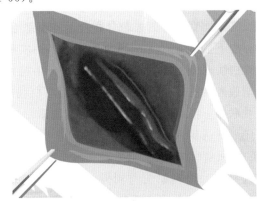

图 1-66　股动脉、股静脉、股神经解剖图

（1）股动脉和股静脉插管的方法

将动物麻醉,仰卧固定,剪去腹股沟部位的被毛。术者先用手指感触股动脉搏动,以明确股部血管的位置,然后沿血管走行方向切开皮肤3～4 cm。用蚊式止血钳顺血管走行方向钝性分离筋膜和肌肉,显露股血管、股神经。一般股动脉在背外侧,粉红色,壁较厚,有搏动,可被股静脉掩盖;股静脉在股动脉腹内侧,紫蓝色,壁较薄,较粗;股神经位于股动脉背外侧。用玻璃分针顺血管方向轻轻划开神经、血管鞘和血管之间结缔组织,游离股动脉或股静脉2～2.5 cm,并在其下方穿过两根丝线备用。然后如前述颈总动脉插管的方法,将充满抗凝剂的导管插入血管并固定,以防导管滑脱。

（2）股动脉和股静脉插管时的注意事项

1）腹股沟区股动脉段常有分支,如分离遇较大阻力,应注意是否存在分支,不可盲目用力,以防撕裂血管,引起出血。遇到分支时,不必处理,可继续分离下段血管。

2）股静脉壁较薄,且该段股静脉的纵向张力较大,弹性小,容易撕裂出血,故分离时一定要仔细、耐心、轻柔,以防出血。

3）插管前应检查导管顶部是否光滑,是否过尖。过尖时虽易于插入,但插入时或插入后易刺破血管壁,导致插管失败。因股动脉和股静脉的可分离段较短,再分离及再插管较为困难,故要求一次插管成功。

5.兔、狗输尿管插管

输尿管插管是泌尿功能实验的基本操作技术。通过输尿管插管不仅可以收集尿液以观察神经、体液、药物对尿量和尿液成分的影响,还可用对侧肾为对照观察一侧肾脏缺血或药物处理时肾泌尿功能的变化。

（1）输尿管插管的方法

动物麻醉、固定、气管插管后。剪去耻骨联合上方腹部毛,在耻骨联合上方沿正中线切开皮肤和皮下筋膜4～5 cm,可见腹白线。由实验者一只手和助手分别用止血钳夹持腹白线两侧组织,提起腹壁,另一只手持组织剪经腹白线剪开腹壁1 cm。在看清腹腔内脏的条件下,用组织剪沿腹白线向上和向下剪开腹壁4～5 cm,直至耻骨联合上沿,即可看到膀胱,将膀胱牵拉出腹腔并向下翻转,即可见膀胱三角。仔细辨认输尿管,注意围绕输尿管横向走行的白色管,为输精管,与膀胱无联系;输尿管呈粉红色,自膀胱底部向腹腔深部延伸。用玻璃分针或蚊式血管钳将近膀胱一段输尿管与周围结缔组织分离,游离两侧输尿管1.5～2 cm,并分别在输尿管下方穿两根丝线备用。用一根丝线将输尿管膀胱端结扎,实验者一只手提起结扎线,另一只手持眼科剪在近结扎处呈45°角将输尿管向肾脏方向剪一 V 形小口,剪口为输尿管直径 1/3～1/2,然后将充满生理盐水的输尿管导管向肾脏方向插入输尿管 2～3 cm。用另一丝线将输尿管与导管结扎并固定,以防输尿管导管滑脱(见图 1-67)。

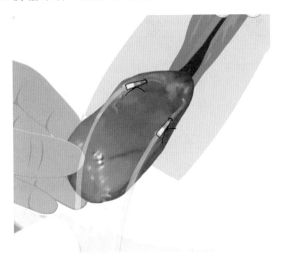

图 1-67　家兔输尿管插管

(2)输尿管插管时的注意事项

1)腹壁切口时勿伤及腹腔内脏。

2)分离输尿管时不要伤及周围血管,以防出血模糊手术野。输尿管的分离应尽量干净,以便剪口和插管时看得清楚。

3)输尿管插管易引起输尿管出血。若血凝块阻塞导管,可用肝素生理盐水冲洗,保持其通畅。

4)输尿管插管时输尿管易于扭曲,使输尿管堵塞。纠正扭曲后,可用胶布将导管固定于手术台上,以防再度扭曲。

6.兔、大白鼠膀胱插管

通过膀胱插管,收集两侧肾脏尿液,可对尿量和尿化学成分进行分析,而且膀胱插管操作简便,是泌尿机能实验中最常用的技术。

(1)膀胱插管的方法

动物麻醉、固定、气管插管、耻骨联合上部切口后,将膀胱牵拉出腹腔。实验者和助手各用止血钳夹持膀胱顶部组织并轻轻提起,用组织剪在膀胱顶部血管较少处剪一小口,将充满生理盐水的漏斗形膀胱插管(或细导尿管)插入膀胱,然后将膀胱顶部与插管一起结扎固定(见图 1-68)。调整漏斗口朝向输尿管开口,并紧贴膀胱壁。将漏斗形膀胱插管与塑胶管相连,收集尿液。

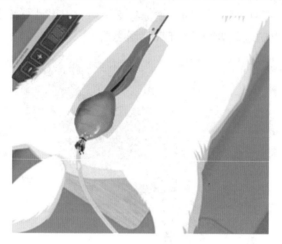

图 1-68　家兔膀胱插管

(2)膀胱插管时的注意事项

1)手术前让动物食用青菜,以增加基础尿量。

2)手术后用盐水纱布覆盖手术部位,以防水分过多丢失。

7.兔、猫胆总管插管、胰管插管

胆总管插管和胰管插管可用于记录胆汁和胰液流量,观察其成分,检测神经、体液和药物等因素对胆汁、胰液分泌的影响,是消化系统机能实验常用技术。

(1)胆总管插管的方法

将动物麻醉、仰卧位固定、气管插管,剪去上腹部被毛后,在上腹部正中线切开皮肤约 10 cm,显露腹白线。实验者和助手各用止血钳夹持腹白线两侧组织,提起腹壁,术者用组织剪沿腹白线剪开腹壁约 1 cm。在看准腹腔内脏的条件下,向上和向下剪开腹白线至皮肤切口长度。以胃幽门为标志找到十二指肠,将十二指肠向尾侧翻转,可见到其后壁上略呈红黄色的胆管口(奥狄氏)括约肌,以此为标记找到胆总管。用玻璃分针仔细分离胆总管周围的结缔组织,游离胆总管 2～3 cm,并在其下方穿过 2 根丝线备用。用 1 根丝线结扎胆总管十二指肠端,术者左手提结扎线,右手用眼科剪在近结扎线处剪开胆总管直径的 1/3～1/2。将适当粗细的玻璃导管(最好弯成直角,每侧长 2～3 cm,一端插入胆总管,另一端连于软质塑胶管)插入胆总管内 2～3 cm,并结扎固定。在胃前壁做一荷包,在荷包中部剪一小口进入胃腔。将一导尿管插入胃腔,随后拉紧结扎荷包缝线,在手的引导下继续插入导尿管至十二指肠。将胆总管插管连于莫非氏管上部记录胆汁滴数,莫非氏管下部与导尿管相连接,将流出的胆汁记滴后再引流至十二指肠,以防胆汁丢失。胆总管插管适用于记录胆汁流量。

如果要测定胆总管内压,可在肝叶部位分离一根肝叶胆管,由该部位将导管插入胆总管,以检测记录胆总管内压。

(2)胰管插管方法

其插管方法与胆总管插管方法相似。切开腹腔后将动物肝脏向右上推移,以十二指肠为标记找到胰腺。将胰腺向上翻转,显露胰腺背侧的胰管,用玻璃分针仔细分离胰管,注意不要伤及周围的血管和胰腺组织。用上述同样方法插入胰腺导管,但胰管较细、短,导管插入不宜过深。

(3)胆总管插管和胰管插管时的注意事项

1)兔胆总管和胰管壁薄,宜用玻璃分针仔细分离。

2)分离胰管应尽量少伤及胰腺组织,胰管插管不宜过深。

3)插管时和插管后应防止导管扭曲,保证引流通畅。

8.兔左心室插管

动物左心室插管可用以检测多种心室功能参数,包括左心室收缩压、左心室舒张压、左心室内压最大上升速率、左心室内压最大下降速率等,借以观察神经及体液因素、多种病理因素及药物等对左心室功能的影响。这是机能学实验的基本技术之一。左心室插管所用一般手术器材与气管插管的相似,但需增加软硬度和直径适当的心室导管(必要时可选用 6 号或 5 号导尿管)、三通管、压力传感器、BL-410N 生物信号采集与处理系统或其他生物机能实验系统、1%肝素生理盐水。

(1)左心室插管的方法

在行插管时,动物麻醉、仰卧位固定、气管插管,分离右侧颈总动脉。在其近心端和远心端下方各穿一根丝线备用。插管前用米尺量取拟定动脉切口至心脏的距离,并在心室导管上做出标记,作为导管插入长度的参考。用一根丝线结扎颈总动脉远心端,用动脉夹将其近心端夹闭。实验者一只手提起远心端结扎线,另一只手持眼科剪与血管呈 45°角剪开颈总动脉壁 1/3~1/2,将充满肝素生理盐水的心室导管(或 6 号导尿管)向心脏方向插入颈总动脉,并用近心端丝线将动脉及导管打一松结,以防出血。之后去掉动脉夹,实验者左手轻捏颈总动脉插入部位,右手将导管继续插入,同时通过三通管接通颈总动脉与压力传感器,在监视器上观察血压波形和读数。当插管至主动脉瓣时,手中可有搏动感,如继续插入阻力较大,切勿硬插,可稍退并旋转导管,将导管抬高,继续插入,如此反复数次,可在主动脉瓣开放时将导管插入心室。如用 6 号或 5 号导尿管,则没有搏动感。导管插入心室后,血压波动明显加大,并出现左心室血压特征性波形,随后结扎颈总动脉并固定导管,以防滑脱。

（2）左心室插管时的注意事项

1）如选用塑料管做心脏导管,导管口径不宜过粗,不能有尖,以防刺破血管。

2）插入导管接近预定长度时应密切观察血压波形,判断导管是否进入心室或穿透心室壁。

3）插管时应耐心,遇阻力绝不可硬性插入,否则很可能误插入心包。

七、实验动物取血技术

血液常被喻为观察内环境的窗口,在需检测内环境变化的机能学实验中常采取血液样本。在急性动物实验中,可通过上述各种血管插管取血。在慢性动物实验中,既要取血,又要保持动物正常功能时,则因实验动物解剖和体形大小差异,以及采取血样的不同,取血方法不尽相同。

（一）家兔

1.耳中央动脉取血

将家兔置于兔固定箱或由助手将动物固定,剪去相应部位被毛,用手轻柔或用酒精涂擦耳中央动脉部位,使其充分扩张,用注射器刺入耳中央动脉抽取动脉血样。一次性取血时也可用刀片切一小口,让血液自然流出,收取血样,取血后用棉球压迫局部,用以止血。

2.股动脉取血

将家兔仰卧位固定,实验者左手以动脉搏动为标志,确定穿刺部位,右手将注射器针头刺入股动脉。如流出血为鲜红色,表示穿刺成功,应迅速抽血,拔出针头,压迫局部止血。

3.耳缘静脉取血

耳缘静脉可供采取少量静脉血样,方法与前述耳缘静脉注射给药相似。

4.心脏穿刺取血

将家兔仰卧位固定,剪去心前区被毛,用碘酒消毒皮肤。实验者用装有7号针头的注射器,在胸骨左缘第3肋间或在心跳搏动最显著部位刺入心脏。刺入心脏后血液一般可自动流入注射器,或者边刺入边抽吸,直至抽出血液,抽血后迅速拔出针头。心脏取血可获得较大量的血样。

（二）大白鼠和小白鼠

1.断尾取血

固定动物,露出尾部,用二甲苯擦拭尾部皮肤或将鼠尾浸于45～50℃的热水中数分钟,使其血管充分扩张。然后将其擦干,剪去尾尖数毫米,让血液自行流出,也可从尾根向尾尖轻轻挤压,促进血液流出,同时收集血样,取血后用棉球压迫出血。该方法取血量较少。

2.眼球后静脉丛取血

实验者用左手抓持动物,拇、中指从背侧稍用力捏住头颈部皮肤,阻断静脉回流,食指压迫动物头部以固定;右手将一特制的毛细吸管自内眦插入,并沿眼眶壁向眼底方向旋转插进,直至有静脉血自动流入毛细吸管。取到需要的血样后,拔出吸管。

3.心脏取血

大白鼠和小白鼠心脏取血适用于取血量较大时,方法与家兔心脏取血相同,但所用针头可稍短。

(三)狗

狗一般采用前肢头静脉取血,方法同静脉注射给药法。

注:如需要抗凝血样时,应事先在注射器或毛细管内加入适量抗凝剂,如草酸钾或肝素,将它们均匀浸润注射器或毛细管内壁,然后烘干备用。

八、动物实验意外的处理

动物实验意外是指在动物实验中发生的,实验者事先未曾预料到的,而且事关实验成败的动物紧急情况,常见动物实验意外及其处理方法如下。

(一)动物麻醉过量

麻醉过量是由于麻醉药给药速度过快或剂量过大引起动物生命中枢麻痹,呼吸缓慢且不规则,甚至呼吸、心跳停止的紧急情况,是机能学实验中较常见的意外之一。在机能学实验实际操作中,麻醉过度大多是由于给药速度过快所致,仅少数是由于给药剂量过大。给药速度过快的常见原因有两点:一是片面理解教科书上或指导教师所述的"先快后慢",致使开始注射速度过快;二是静脉注射给药时未能正确观察动物呼吸(静脉注射麻醉的正确方法是实验者一方面注入药物,一方面注视动物胸、腹部呼吸运动,而不是由助手触摸呼吸运动。因为用手触摸呼吸运动极不敏感,也不准确,反可挡住实验者视线,以致呼吸停止仍未被发现)。一般情况下如能密切注意动物呼吸,发现呼吸过度减慢时,立即暂缓或暂停给药,可以避免发生麻醉过度。

麻醉过量一旦发生,应尽快处理。如呼吸极度减慢或停止,而心跳仍然存在时,应尽快进行人工呼吸。如呼吸停止系由于给药太快,注入量尚未达计算剂量时,动物呼吸一般可很快恢复;也可在行人工呼吸的同时夹捏动物肢体末端部位,促进其呼吸恢复。如果给药量已达或超过计算剂量,在人工呼吸的同时应同时静脉注射尼克刹米(50 mg/kg)以兴奋呼吸中枢。如果动物心跳也已停止,在人工呼吸的同时,还应做心脏按摩,处理越及时,成功的机会越大。

(二)大出血

大出血是机能学实验中另一紧急情况。手术过程中发生大出血多由于手术操作不当误将附近大血管损伤或血管分离时撕裂大血管。实验过程中大出血多半由于血管插管滑脱、血管插管过尖刺破血管壁引起,也可由于手术过程中止血不彻底,动物全身肝素化后引起再次出血。

实验动物大出血的预防是最重要的,其次才是尽快止血。如果动物出血过多,可使实验结果不准确,甚至不能再进行实验。因此,手术前一定要熟悉手术部位的解剖结构,以防误伤大血管。分离血管时要仔细、耐心(但也不能过于犹豫,以致延迟实验时间),分离血管遇阻力时应仔细检查有无血管分支,特别是手术野背侧的分支。分离伴行的动、静脉时(如股动、静脉,或肾动、静脉),宜用顶端圆滑的玻璃分针分离。颈部大出血最常见的原因是手术时误伤颈根部位颈总动脉和颈总静脉。因此,强调分离皮下筋膜和肌肉时均应在正中线操作。

大出血发生后,应及时用纱布压迫出血部位并吸去创面血液,然后去除纱布,看清出血部位,用止血钳夹住出血点及周围少量组织,然后用丝线结扎出血点。颈部大出血的第二位原因是颈总动脉插管结扎不紧而漏血、插管滑脱或插管刺破血管壁出血。处理方法是重新结扎,或止血后重新插管。颈部手术大出血时,出血迅速,但止血也相对容易,止血后一般仍能进行动物实验,故处理时不要惊慌,不要盲目用止血钳乱夹,应按照操作规程止血、处理。股动、静脉手术大出血多因分离股动脉时损伤其分支或操作粗暴引起股动脉撕裂和分支断裂,或因分离股静脉时引起股静脉撕裂所致。出血发生后的处理应酌情而定,如股动、静脉出血发生在较远端时,可将出血部位暂时压迫止血,继续向近心端分离一段血管,然后按前述方法插入血管插管,让原出血点位于远端结扎线与血管插管之间,可自然达到止血目的,也不影响实验。如出血发生在近心端,插管已不可能,宜用止血钳夹住出血部位,结扎止血后,再选用对侧肢体血管。

(三)窒息

窒息是指动物严重缺氧并伴有二氧化碳蓄积的紧急情况,也是机能学实验中的常见意外之一。实验动物窒息大部分由于呼吸道阻塞,主要表现有发绀,呼吸极度困难,呼吸频率减慢。如能及早发现并处理,一般不会造成严重后果,但往往被实验者忽视,甚至呼吸停止后仍未被发现,最终实验失败。

在慢性动物实验先期手术时,由于麻醉后动物咽部肌肉松弛,且不做气管插管,动物常有一定程度的呼吸不畅,严重时可造成窒息。此时将动物舌头向一侧拉出,多可缓解。在急性动物实验中,实验动物窒息大部分是由于气管插管贴壁和气管分泌物过多,阻塞气道,偶可由于气管插管时引起气管黏膜出血,血凝块堵塞气管插管引起。气管插管贴壁堵塞多见于插入端的斜面插口贴于气管壁,造成气道阻塞,这时将气管插管旋转180°,即可缓解。气管分泌物过多造成气道阻塞时常伴有痰鸣音,易于判断。血凝块堵塞气管插管可无痰鸣音。当遇到这两种情况时,均可经气管插管将一细塑料管插入气管,用注射器将分泌物或血凝块吸出,多可缓解;必要时可拔出气管插管,吸出分泌物后再重新插入。

九、实验动物的处死方法

动物实验中应遵循人道主义精神,爱护生命,尽可能地减少动物的痛苦。实验结束后,应让动物无痛苦的死亡或尽量减少死亡的痛苦。

(一)蛙类的处死方法

常用金属探针经枕骨大孔破坏蛙的脑和脊椎。如处死的是蟾蜍,在操作时要防止毒腺分泌物射入眼内。一旦射入眼内,应立即用大量生理盐水冲洗。

(二)大白鼠和小白鼠的处死方法

1.脊椎脱臼法

将动物的颈椎脱臼,断离脊髓使动物致死。实验者需用左手拇指与食指用力向下按住鼠头,右手抓住鼠尾用力向后拉,鼠便立即死亡。这是最常用的一种处死大白鼠和小白鼠的方法。

2.急性大失血法

实验者可采用大量失血致死法处死大白鼠和小白鼠。

3.击打法

右手抓住鼠尾提起,用力撞击其头部,鼠立即死亡;也可用小木槌击打鼠头部致死。

4.断头法

实验者用左手拇指和食指捏住小鼠的肩胛部固定,用断头器断头或用剪刀迅速将头颈部剪断。断头时,建议实验者戴上棉纱手套。

5.化学药物致死法

实验者可将浸有乙醚或氯仿等的棉球连同小动物一起密封于玻璃容器内麻醉致死。

（三）家兔的处死方法

1.空气栓塞法

将适量空气注入动物静脉,使动物很快因空气栓塞而死。一般兔、猫等需注入气体 20～40 mL,狗需注入 80～150 mL。这是最常用的家兔处死方法。

2.急性失血法

(1)一次性抽取大量心脏血液,可使动物快速致死。

(2)采用股动、静脉放血法致死。

3.破坏延髓法

如果急性实验后,脑已暴露,可用器具将延髓破坏,导致动物死亡。对家兔可用木槌或手击其后脑部,损坏延髓,造成死亡。

4.开放性气胸法

将动物开胸,造成开放性气胸,使动物窒息而死。

5.化学药物致死法

给动物的静脉内注入化学药物,使全身血液循环遭到严重障碍和缺氧而死。常用的化学药物有福尔马林溶液、4％戊巴比妥、20％氨基甲酸乙酯、氯化钾溶液等。

（刘克敬　赵西梅）

第二章　生理学基本实验

实验一　刺激的强度与频率对肌肉收缩反应的影响

【实验目的】

(1)观察不同强度和频率的电刺激作用于坐骨神经所引起的腓肠肌收缩反应,以了解刺激强度及频率与肌肉收缩形式的关系。

(2)培养学生尊重生命,关爱动物的良好伦理素养以及团结协作的团队精神。

【实验原理】

肌肉兴奋的外在表现形式是收缩。肌肉接受一次有效刺激发生一次机械性收缩与舒张,该收缩形式称为单收缩。当肌肉受到最适强度和频率的连续刺激时,在前一次收缩的舒张期结束前又开始新的收缩,发生多个单收缩的复合,以致记录的收缩曲线呈锯齿状,称为不完全强直收缩。若刺激频率继续增加,多次肌肉收缩在其收缩期完全融合或叠加形成持续收缩状态,称为完全强直收缩。强直收缩曲线的高度超过单收缩。

【实验准备】

1.实验对象

实验对象为牛蛙。

2.实验器材和药品

BL-420N 生物信号采集与处理系统、神经屏蔽盒、刺激输出线、计算机、张力换能器、铁支架、蜡盘(或蛙板)、蛙钉、普通剪刀、眼科剪、探针、组织镊、锌铜弓、烧杯、培养皿、双凹夹、缝合线、玻璃分针、任氏液。

【实验步骤】

1.制备坐骨神经-腓肠肌标本

(1)破坏脑和脊髓

实验者需取牛蛙1只,用自来水冲洗干净。左手握住牛蛙,用拇指按压背部,或者用左手食指和中指夹住蛙的两前肢,无名指和小指夹住两后肢,食指按压头部前端,使头前俯。右手持探针由头部前端沿正中线向尾端触划,当触划到凹陷处,即枕骨大孔所在部位。将探针由此处垂直刺入枕骨大孔,然后折向头端刺入颅腔并左右搅动,充分捣毁脑组织。然后将探针抽回至进针处,折向尾端刺入脊椎管,反复提插捣毁脊髓(见图2-1)。如果牛蛙四肢松软,呼吸运动消失,表明脑和脊髓已完全破坏。否则,须按上法再行捣毁。

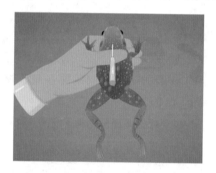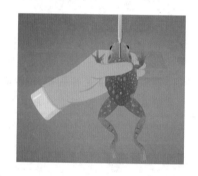

图2-1 破坏脑脊髓方法的示意图

(2)剪除躯干上部和内脏

实验者左手捏住牛蛙脊柱,右手持普通剪刀在骶髂关节水平以上0.5～1 cm处剪断脊柱,再沿脊柱两侧剪开腹壁,使躯干上部与内脏自然下垂。剪除躯干上部和所有内脏,留下后肢、骶骨、部分脊柱及紧贴于脊柱两侧的坐骨神经。在剪除过程中注意勿损伤神经(见图2-2)。

(3)剥皮及分离下肢

实验者左手持组织镊夹住脊柱断端(注意不要夹在神经上,以免损伤神经),右手捏住断端皮肤边缘,向下牵拉剥掉全部后肢皮肤。用任氏液冲洗下肢标

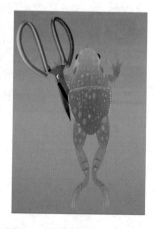

图2-2 剪除躯干上部及内脏

本,然后用普通剪刀从脊柱断端沿脊柱正中线至耻骨联合剪开两下肢。将两下肢标本置于盛有任氏液的培养皿内备用(见图 2-3)。洗净双手及用过的全部手术器械,再进行下列步骤。

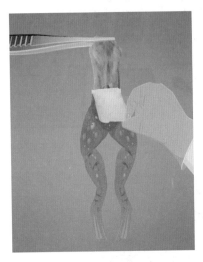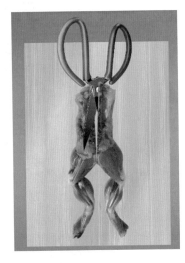

图 2-3 剥皮与分离暴露后肢的位置示意图

(4)制备坐骨神经-腓肠肌标本

1)游离坐骨神经:取一侧下肢标本,腹面朝上用蛙钉固定于蜡板上。用玻璃分针沿脊柱旁游离坐骨神经,并于靠近脊柱处穿线、结扎并剪断。轻轻提起扎线,用眼科剪剪去周围结缔组织及神经分支。再将标本背面朝上放置,将梨状肌及周围的结缔组织剪去。在股二头肌与半膜肌之间的缝隙处,即坐骨神经沟,找出坐骨神经大腿段。用玻璃分针仔细剥离,边剥离边剪断坐骨神经所有分支,将神经一直游离到腘窝。

2)完成坐骨神经-腓肠肌标本:将游离干净的坐骨神经轻轻搭在腓肠肌上,在膝关节周围剪去全部大腿肌肉,并用普通剪刀将股骨刮干净,在股骨中段剪断股骨。向下首先游离腓肠肌跟腱部并穿线结扎,然后上行游离腓肠肌至膝关节处,将膝关节下方小腿其余部分剪除(见图 2-4)。一个具有附着在股骨上的腓肠肌并带有支配其收缩的坐骨神经所构成的坐骨神经-腓肠肌标本制备完成。

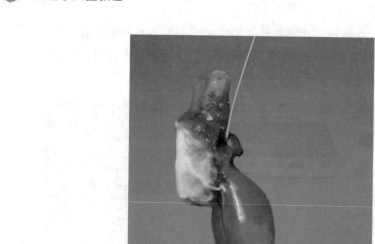

图 2-4　坐骨神经-腓肠肌标本制备示意图

3)检查标本兴奋性:取锌铜弓在任氏液中沾湿后迅速接触坐骨神经。如果腓肠肌发生明显收缩,则表明标本具有正常的兴奋性,然后将标本置于盛有新鲜任氏液的培养皿中备用。

2.固定标本

将坐骨神经-腓肠肌标本所带的股骨断端固定在神经屏蔽盒肌槽内,再将张力换能器上的蛙心夹夹在腓肠肌跟腱部。调整张力换能器与腓肠肌之间的丝线,使其垂直并保持适宜的紧张度,然后将坐骨神经搭在肌槽的刺激电极上。

3.仪器连接

(1)开启 BL-420N 生物信号采集与处理系统及计算机的电源,进入机能学实验系统软件,点击"实验模块"菜单中"肌肉神经实验",选择"刺激的强度与频率对肌肉收缩反应的关系"实验项。

(2)将张力换能器与 BL-420N 生物信号采集与处理系统的 1 通道(Ch1)连接,刺激电极连接至刺激器输出接口。

(3)仪器连接:如图 2-5 所示。

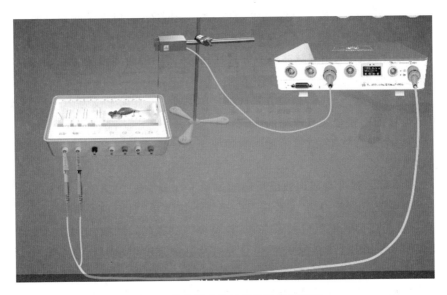

图 2-5　骨骼肌肉收缩实验装置示意图

【观察项目】

1.观察刺激频率与肌肉收缩反应的关系

点击系统主菜单中的"实验项目",选择下拉菜单"肌肉神经实验"子菜单中"刺激频率与肌肉收缩反应关系"的实验模块。实验者自行设定实验参数,观察骨骼肌收缩形式的变化(见图 2-6)。

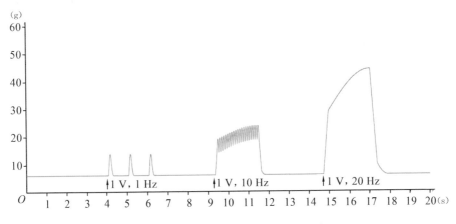

图 2-6　刺激频率对骨骼肌收缩的影响

(1)单收缩:选用最大刺激强度,将刺激频率置于单刺激或低频刺激,描记出该肌肉的单收缩曲线。

(2)复合收缩:选用双脉冲刺激方式,两脉冲之间的时间设置为 0.6~0.8 s,描记出复合收缩曲线。

(3)不完全强直收缩:刺激方式选择连续刺激,刺激频率设为10~20 Hz,描记出锯齿状的不完全强直收缩曲线。

(4)完全强直收缩:继续增加刺激频率至 20~50 Hz,描记出平滑的完全强直收缩曲线。

2.观察刺激强度与肌肉收缩反应的关系

点击系统主菜单中的"实验项目",选择下拉菜单"肌肉神经实验"子菜单中"刺激强度与肌肉收缩反应关系"的实验模块。设置起始刺激强度(一般从最小刺激强度 0 V 开始,波宽为 0.3~0.5 ms)及刺激强度增量0.1 V,点击"OK"。从最小强度开始逐渐增加刺激强度,观察肌肉有无收缩,找到刚刚引起肌肉收缩的最小刺激强度。随着刺激强度增大,肌肉收缩幅度逐渐增大,当其达到最高时的最小刺激即为最大刺激。

根据 1 通道显示的信号波形,适当调整扫描速度、张力换能器与腓肠肌之间的紧张度、量程、低通滤波及曲线波形放大与缩小,以获得最佳收缩曲线。

【注意事项】

(1)制作标本过程中,切勿伤及神经干及其分支,避免牵拉和其他不良刺激。

(2)实验过程中,应经常在标本上滴加任氏液以保持湿润,使其保持良好的兴奋性。

(3)每次刺激神经引起肌收缩后以后,必须让肌肉休息 1~2 分钟,以防其疲劳。

【思考题】

(1)如何判断所制备的神经-肌肉标本的兴奋性?

(2)同一块肌肉,其单收缩、不完全强直收缩和强直收缩的幅度是否相同,为什么?

(3)引起不同的骨骼肌完全性强直收缩的刺激频率是否相同,为什么?

【案例】

患者,女,30 岁,症状为眼睑下垂一天。检查其情况为神志清楚,眼球居中,声音稍弱,吐字不清,呼吸浅快,肌张力低。其实验室检查为抗胆碱酯酶药物试验阳性。对其初步诊断为重症肌无力。

问题:根据症状和体征,你认为患者主要病变部位发生在何处?

(常翠鸣　张慧)

实验二　神经干动作电位的引导及传导速度的测定

【实验目的】

(1)学习蛙类坐骨神经干单相及双相动作电位的记录方法,观察神经干动作电位的基本波形、潜伏期、时程、幅值。

(2)测定神经兴奋的传导速度和不应期。

(3)初步了解电生理学实验方法。

【实验原理】

有生物活性的神经纤维具有一定的兴奋性,当受到足够强度的刺激后,其膜电位发生改变而产生动作电位,这是神经纤维兴奋的标志。在刺激时间一定的情况下,刚好能引起神经纤维兴奋(产生动作电位)的最小刺激强度称为阈强度,神经纤维的兴奋性高低与阈值之间具有反变关系,即兴奋性=1/阈值。

单根神经纤维的动作电位具有"全或无"现象,而神经干是由许多粗细不等的有髓和无髓神经纤维组成,故其动作电位与单根神经纤维的动作电位不同,是由许多神经纤维动作电位合成的综合性电位变化,即复合动作电位。由于组成神经干的神经纤维的兴奋性大小各不相同,因此给予神经干一个较小强度的刺激,只可引起那些兴奋性较高的纤维产生兴奋。随着刺激强度的增大,兴奋的神经纤维数将逐步增多。如果给其一个足够大的刺激,则可使神经干内所有的纤维都产生兴奋。因此,神经干动作电位的幅度在一定范围内可随刺激强度的变化而变化。

动作电位具有一定的传导速度(v),不同类型的神经纤维传导速度不同,这与神经纤维的直径、髓鞘的厚度及温度等有密切关系。蛙类坐骨神经干中以 α 类纤维为主,传导速度为 $20\sim40$ m/s。测定动作电位在神经干上的传导距离(s),以及通过这段距离所需的时间(t),依据 $v=s/t$,即可计算出动作电位在此神经干上的传导速度。当人的周围神经发生病变时,其动作电位的传导速度会减慢。因此,测定人体的神经动作电位传导速度对神经纤维病变的诊断和估计神经损伤的愈后的评估有一定的临床价值。

神经组织在兴奋后,其兴奋性将发生周期性的变化,依次经过绝对不应期、相对不应期、超常期和低常期,然后再恢复到正常的兴奋状态。应用电生理学方法可测定坐骨神经的不应期。当双脉冲的间隔为 20 ms 左右时,通道窗口呈现两个幅度同样大小的动作电位。根据设定实验参数,逐渐缩短双脉冲之间的间隔,第二个动作电位逐渐向第一个动作电位靠近,振幅也随之逐渐降低,最后可因落在第一个动作电位的绝对不应期而完全消失。

【实验准备】

1.实验对象

实验对象为牛蛙。

2.实验器材和药品

BL-420N 生物信号采集与处理系统、神经屏蔽盒、信号输入线、刺激输出线、计算机、蜡盘(或蛙板)、蛙钉、普通剪刀、眼科剪、探针、组织镊、锌铜弓、烧杯、培养皿、缝合线、玻璃分针、任氏液。

【实验步骤】

1.制备坐骨神经-腓神经标本

(1)破坏脑和脊髓

操作方法同实验一。

(2)剪除躯干上部和内脏

操作方法同实验一。

(3)剥皮及分离下肢

操作方法同实验一。

(4)制备坐骨神经-腓神经标本

1)游离坐骨神经:取一侧下肢标本,腹面朝上用蛙钉固定于腊板上,用玻璃分针沿脊柱旁游离坐骨神经腹腔段,并于靠近脊柱处穿线结扎。在股二头肌与半膜肌之间的缝隙处,即坐骨神经沟,游离出坐骨神经大腿段,将神经一直游离到腘窝。

2)完成坐骨神经-腓神经标本:用眼科剪刀剪除腘窝处韧带(注意不要损伤神经),用玻璃分针沿腓肠肌纵向分离腓神经至腓肠肌跟腱部位,取缝合线在腓神经末梢处穿线结扎,右手持眼科剪在跟腱的附着端剪断腓神经。最后左手轻提坐骨神经脊柱端接扎线,剪断坐骨神经脊髓端及其所有的神经分支,最后将制备好的坐骨神经-腓神经标本置于装有任氏液的培养皿中待用。在分离神经过程中需随时滴加任氏液,以保持神经活性。

2.放置标本

将坐骨神经-腓神经标本放置在神经屏蔽盒肌槽内,坐骨神经脊柱端搭在肌槽的刺激电极上,盖上盖板,以防神经干燥。

3.仪器连接

(1)开启 BL-420N 生物信号采集与处理系统及计算机的电源。

(2)采用双通道记录,将两对引导电极分别与 BL-420N 生物信号采集与处理系统的 1 通道(Ch1)和 2 通道(Ch2)连接,刺激电极连接至刺激器输出接口。

(3)仪器连接:如图 2-7 所示。

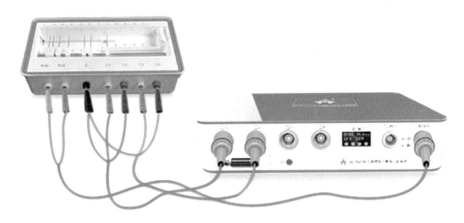

图 2-7　实验仪器连接示意图

【观察项目】

1.观察细胞外引导神经干动作电位波形

观察动作电位的波形、潜伏期、时程、幅值。

(1)选择实验模块:点击屏幕主菜单"细胞实验",显示下拉菜单,选择"神经干动作电位的引导"实验模块。

(2)参数设置:刺激器的参数已自动设置为连续单刺激、强度1 V、延时10 ms、波宽 0.1 ms、扫描速度4 000 mm/s,1 通道信号窗口显示出"神经干动作电位"的波形。

（3）观察双相动作电位波形特点：点击右键，显示下拉菜单，选择测量，利用"区间测量"分别测量出潜伏期（x 轴：从刺激伪迹前沿到动作电位起始转折处）、时程（x 轴：从动作电位起始到结束）、幅值（y 轴：基线与动作电位上线顶点之间的距离）。

2.测定阈强度和最大刺激强度

（1）选择实验模块：点击屏幕主菜单"细胞实验"，显示下拉菜单，选择"阈强度与动作电位之间的关系"实验模块。

（2）参数设置：窗口显示设置实验参数对话框，起始刺激强度从0 V开始；刺激强度增量 20 mV；刺激时间间隔 1 s，点击"OK"开始实验。随着刺激强度的逐渐增大至刚出现动作电位波形时的刺激强度即为阈强度。随着刺激强度的不断增大，动作电位的幅度也逐渐增大，当动作电位幅度刚到达最大时所对应的临界刺激强度值即为神经干的最大刺激。

3.神经兴奋不应期的测定

（1）选择实验模块：点击屏幕主菜单"细胞实验"，显示下拉菜单，选择"神经兴奋不应期的测定"实验模块。

（2）参数设置：窗口显示设置实验参数对话框，设置起始波间隔为 15 ms；波间隔减量为0.1 ms；刺激时间间隔 1 s，然后点击"OK"开始实验。

（3）在信号窗口 1 通道上可见到两个幅度大小一致的动作电位波形，第二个动作电位随着时间间隔的不断缩短向第一个动作电位靠近。当两个刺激脉冲之间的间隔减小到一定程度时，第二个动作电位的幅值开始减小，记下第二个动作电位刚开始减小时的两个刺激脉冲之间的波间隔和幅值，这一时间值代表神经干不应期持续的时间。

（4）随着波间隔的逐渐缩短，第二个动作电位继续向第一个动作电位靠近，其幅值也在不断减小，直至消失。记下第二个动作电位刚消失时的两个刺激脉冲之间的波间隔，此时的波间隔值即为绝对不应期。实验者用不应期减去绝对不应期即可得出相对不应期。如图 2-8 所示，上线示动作电位，下线示刺激脉，A～G 为不同刺激时间间隔所引起的动作电位的波形。

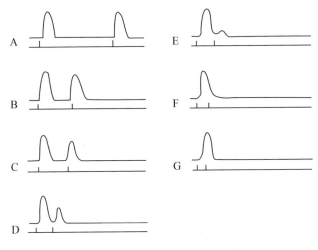

图 2-8　神经干兴奋后兴奋性变化的测定

(5)为了动态观察神经干一次兴奋后的兴奋性变化,首先应测出第一个动作电位的幅值,然后从第二个动作电位刚刚进入神经不应期开始,波间隔每缩短 1 ms 测量一次第二个动作电位的幅值,并计算出两个动作电位幅值的百分比填入表 2-1。

表 2-1　神经干一次兴奋后的兴奋性变化的测定

2 个刺激脉冲之间的波间隔/ms	第 1 个动作电位幅值/mV	第 2 个动作电位幅值/mV	第 2/第 1 个动作电位幅值之比/%

4.神经兴奋传导速度的测定

(1)选择实验模块:点击屏幕主菜单"细胞实验",显示下拉菜单,选择"神经兴奋传导速度的测定"实验模块。

(2)参数设置:参数有实验系统内设。窗口显示设置实验参数对话框,输入两对引导电极之间的距离(s)后,点击"OK"开始实验。两对引导电极引导的动作电位分别在 1 通道和 2 通道中显示,相应数值在信息显示区内自动显示。另外,也可以选择点击鼠标右键,选择通道合并,使 1 通道和 2 通道的动作电位合并在一起,利用"区间测量"分别测量出两个动作电位潜伏期的时间差(刺激伪迹与动作电位起始部之间的时间间隔之差 Δt),或者直接测量出两个动作电位起始部的时间间隔,代入公式 $v=s/\Delta t$,即可计算出动作电位的传导速度(见图 2-9)。

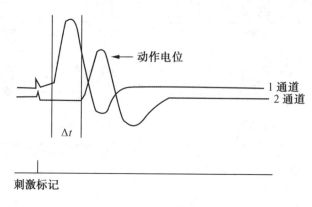

图 2-9　1 通道、2 通道同时记录的坐骨神经动作电位

5.自选项目

(1)观察离子对动作电位有何影响:在刺激电极和引导电极之间的神经干上,放一个浸有 2％氯化钾溶液或 2％普鲁卡因的小棉球,刺激参数固定不变,观察用药后动作电位的变化过程。动作电位消失后,立即将神经干放入任氏液内浸泡 10～20 分钟,必要时要反复更换新鲜任氏液,然后重新将神经干置于标本槽内,观察动作电位的恢复。

(2)用同样的方法将浸有 0.69％氯化钠溶液的小棉球放在神经干上,观察动作电位的变化过程。

【注意事项】

(1)分离神经过程中避免对标本过度的机械牵拉,以保持其良好的兴奋性。
(2)实验过程中不断滴加任氏液避免神经干燥。

【思考题】

(1)刺激伪迹是如何产生的? 如何鉴别刺激伪迹和动作电位?
(2)双相动作电位的上、下两相幅值是否相同? 为什么?
(3)本实验所测出的动作电位传导速度能否代表组成该神经干的单个神经纤维的传导速度? 为什么?

(常翠鸣　张慧)

实验三　ABO 血型鉴定

【实验目的】

(1)学习 ABO 血型鉴定的原理,掌握人体 ABO 血型鉴定及交叉配血方法。

(2)培养学生无私奉献、救死扶伤的精神。

【实验目的】

血型分型依据是检查红细胞膜上特殊抗原(又称凝集原)的类型及有无。在 ABO 血型系统中,根据红细胞膜上是否含有 A、B 抗原而将血液分为 A、B、AB、O 4 种类型。血型鉴定是将受试者的红细胞加入标准 A 型血清(含足量的抗 B 抗体)或标准 B 型血清(含足量的抗 A 抗体)中,分别观察红细胞是否发生凝集现象,从而判断受试者血型。交叉配血是将受血者的红细胞与血清分别同供血者的血清与红细胞混合,观察有无凝集现象。在血型确定后,尚须将同型血进行交叉配血,如无凝集现象,方可进行输血。

【实验准备】

1.实验对象

实验对象为人。

2.实验器材和药品

显微镜,离心机,采血针,玻片,滴管,1 mL 吸管,小试管,试管架,牙签,消毒注射器及针头,碘酒,棉球,消毒棉签,标准 A、B 型血清,生理盐水,75%酒精。

【实验步骤与观察项目】

1.玻片法

(1)用记号笔在玻片两端分别标上 A、B,并各滴加 1 滴相应的已知标准血清。

(2)用 75%酒精棉球在受试者耳垂或指端消毒后,已消毒采血针刺破皮肤,用玻璃吸管吸血后,分别将其滴入玻片 A 型和 B 型标准血清中。2～5 分钟后观察有无凝集现象,20～30 分钟后再根据有无凝集现象判断血型(见图 2-10)。

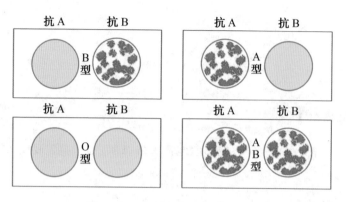

图 2-10 ABO 血型鉴定(玻片法)

2.试管法

先用上述方法采血,滴加 1~2 滴血液于盛有 1 mL 生理盐水的小试管中混匀,制成红细胞悬液(浓度约 5%)。然后取小试管 2 支,分别标明 A、B 字样,分别加入 A 型和 B 型标准血清。然后各加入受检红细胞悬液各 1~2 滴,混匀后,低速(1 000 r/min)离心 1 分钟,取出试管后轻弹管底,使沉淀物被弹起,在良好的光线下观察结果。若有沉淀物成团飘起,表示发生凝集现象。若沉淀物呈烟雾状逐渐上升,最后试管内液体恢复红细胞悬液状态,则表示无凝集现象。

【注意事项】

(1)试管法较玻片法结果准确。

(2)若结果判断困难时,可借助显微镜观察。

(3)用玻璃棒蘸血时,都是只蘸 1 次,避免交叉污染。

(4)红细胞悬液及血清必须新鲜,加入标准血清的试管不能交叉使用,否则可能出现假阳性结果。

【思考题】

(1)何为红细胞悬浮稳定性?原理如何?

(2)为什么正常时红细胞下沉缓慢,而在某些疾病时红细胞下沉显著加快?

【案例】

1818 年,英国产科医生布伦德尔为挽救大出血的产妇,提出必须采用人血给患者进行治疗,并首次进行了人与人输血。他一共进行了 10 次输血抢救大出血产妇的行动,其中 5 次获得成功。1899 年,英国病理学家沙托克报告,某些肺炎病人的血清与正常人红细胞混合时会发生凝集,而他采用几个正常人的血清去实验,却并未发现此现象,因而他推断这是炎症患者特有现象。

问题:

(1)布伦德尔医生开展了10次人与人输血抢救大出血的产妇,为何只有5次获得成功? 这提示了什么问题?

(2)为了确保输血安全,在输血前必须认真做好哪项实验?

(3)输血的临床意义是什么?

(刘克敬　瞿宝明)

实验四　血液凝固及其影响因素

【实验目的】

(1)通过测定各种条件下血液凝固所需的时间,了解血液凝固的基本过程及其影响因素。

(2)通过本次实验,强调麻醉剂的使用规范,要求学生严密监控实验动物的反应,结合临床上出现的麻醉致死事故,教育学生无论在学校还是未来走向工作岗位,都要有严谨、负责的精神。

【实验原理】

血液凝固过程可分为三个阶段:①因子X的激活;②凝血酶原激活成凝血酶;③纤维蛋白原转变为纤维蛋白。由于激发凝血反应的原因和参与反应的物质不同,因子X的激活可以分为内源性和外源性两条途径。如果直接从血管中抽血观察血液凝固,此时因血液几乎没有组织因子参与,其凝血过程主要由内源性途径所激活。

【实验准备】

1.实验对象

实验对象为家兔。

2.实验器材和药品

清洁小试管(10 mm×7.5 mm)8 支、50 mL 小烧杯 2 个、100 mL 烧杯

3个、10 mL 注射器、5 号针头、滴管、试管架、恒温水浴器、哺乳动物手术器械1套、兔手术台、动脉夹、塑料动脉插管、带橡皮刷的玻棒或竹签、棉花、20%氨基甲酸乙酯、生理盐水、肝素8单位(置小试管内)、草酸钾1~2 mg(置小试管内)、石蜡油、碎冰块、肺组织浸液(将兔肺剪碎,洗净血液,浸泡于3~4倍量的生理盐水中过夜、匀浆离心、过滤,收集的滤液即肺组织浸液,存入冰箱备用)。

【实验步骤】

(1)取兔耳缘静脉注入20%氨基甲酸乙酯溶液(5 mL/kg)进行麻醉后,将其仰卧位固定于手术台上。

(2)颈部正中线切口5~7 cm,分离出一侧颈总动脉,在其远心端和近心端各穿1条丝线备用。

(3)颈总动脉插管将颈总动脉远心端丝线结扎,近心端用动脉夹阻断血流。在距离远心端接扎线2~3 mm处,用眼科剪将动脉呈45°角剪一V形切口,将充满肝素溶液的动脉导管向心脏方向插入颈总动脉,用丝线结扎固定,需放血时松开动脉夹即可。

【观察项目】

表 2-2　影响血凝的因素

实验条件	凝固时间/分钟
①试管管内放入血液2 mL(对照)	
②试管内放少量棉花,再放入血液2 mL	
③用液体石蜡涂试管内表面,再放入血液2 mL	
④试管内放入2 mL血液,于37 ℃的水浴中保温	
⑤试管内放入2 mL血液,将其放入冰块中	
⑥试管内放入肝素,再放入血液2 mL,并将其混匀	
⑦试管内放1 mg草酸钾,再放入血液2 mL后混匀	
⑧试管内放入肺组织混悬液0.3 mL,再取血液2 mL放入试管混匀	

(1)每隔15 s倾斜1次试管,观察血液是否凝固,将结果填入表中。

(2)用小烧杯,放入血液10~20 mL,用毛刷搅拌,观察烧杯中血液是否凝固,毛刷用清水冲洗,观察上面留下了什么。

【注意事项】

(1)试管编号必须标记清楚。

(2)准备好各试管按顺序连续放血。

(3)每管凝血时间的计时应从血液放入该管开始。

【思考题】

(1)根据本实验观察结果,比较血液凝固的内源性与外源性途径的区别。

(2)简述血液凝固的基本过程。

(3)简述体外抗凝的机制。

【案例】

患者,男,55岁,昨日晨起发现左侧肢体麻木,至中午吃饭时出现无力,不能活动而入院,其有高血压病史3年。

查体:血压为160/90 mmHg,神志清楚语言流利,左侧鼻唇沟浅,伸舌偏左,左侧肢体偏瘫,左侧病理征阳性,左侧痛觉减退,双眼左侧偏盲。

特殊检查:头颅CT显示正常(可排除脑出血),磁共振显示局部缺血病灶。

初步诊断:脑血栓形成。

问题:

(1)为什么正常人血管内的血液不会自行凝固?

(2)加速和延缓血液凝固的方法有哪些?

(刘克敬　瞿宝明)

实验五　人体心音听诊

【实验目的】

学习心音听诊方法,了解正常心音特点及其产生原理,为临床听诊心音奠定基础。

【实验原理】

心音是指由于心肌收缩,瓣膜启闭,血液以一定的速度对心血管壁产生加压作用以及形成涡流的因素,引起的机械振动所产生的特定声音。将听诊器置于受试者心前区胸壁某些部位,可以直接听取心音。在每一个心动周期中一般都可听到两个心音,即第1心音和第2心音。第1心音发生在心缩期,音调较低,持续时间较长,第2心音发生在心舒期,音调较高,持续时间较短。

【实验准备】

1.实验对象

实验对象为人。

2.实验材料

听诊器。

【实验步骤】

1.确定听诊部位

(1)受试者解开上衣,面向亮处静坐。检查者坐在对面。

(2)参照图2-11确定心前区心音听诊区各个部位。

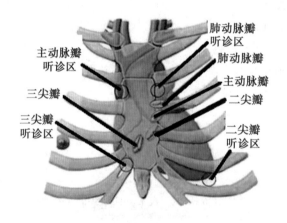

图 2-11　心音听诊部位示意图

二尖瓣听诊区:左锁骨中线第5肋间稍内侧(心尖部)。

肺动脉瓣听诊区:胸骨左缘第2肋间。

主动脉瓣听诊区:胸骨右缘第2肋间。胸骨左缘第3、4肋间为主动脉瓣第二听诊区(又称第5点),主动脉瓣关闭不全时,此处可听到杂音。

三尖瓣听诊区:胸骨左缘第4肋间或剑突下。

2.听心音

(1)检查者戴好听诊器,以右手的拇指、食指和中指轻持听诊器胸器,置于受试者胸壁上(不要过紧或过松)。实验者按二尖瓣、主动脉瓣、肺动脉瓣及三尖瓣听诊区顺次进行听诊。

(2)区分两个心音:听取心音同时,可用手触诊心尖搏动或颈动脉搏动,与此搏动同时出现的心音即为第1心音。此外,再根据心音性质(音调高低、持续时间、间隔时间),仔细区分第1心音与第2心音。

(3)比较不同部位两个心音的声音强弱。

【注意事项】

(1)听心音时,室内须保持安静。如果呼吸音影响听诊时,可嘱受试者暂停呼吸。

(2)听诊器的耳器方向应与外耳道一致(向前),胶管勿与其他物体摩擦,以免发生杂音,影响听诊。

【思考题】

(1)描述所听到的心音以及不同听诊区两心音有何不同?

(2)根据听取心音的特点,说明两心音分别标志心脏活动的哪个时期?

【案例】

患者,女,20岁,主诉活动时心慌气短加重多年,近一周心慌、咳喘,不能平卧而入院。

检查:体温37.4 ℃,心脏听诊二、三尖瓣区各有Ⅱ级吹风样收缩期杂音,并有频繁期前收缩(早搏),血压100/70 mmHg,口唇发绀,颈静脉怒张,两肺未闻啰音,叩诊心界向两侧扩大,心率200次/分,双下肢明显水肿,心电图显示频发性室性期前收缩。

初步诊断:右心衰竭、频发性室性期前收缩。

问题:

(1)心脏听诊二尖瓣听诊区、三尖瓣听诊区各有Ⅱ级吹风样收缩期杂音反映瓣膜发生了哪些变化?

(2)试述患者水肿发生的原理,如何减轻或消除水肿?

(陈连璧　张慧)

实验六　人体动脉血压的测定

【实验目的】

学习测定人体动脉血压的原理与方法。

【实验原理】

动脉血压是指流动的血液对动脉血管的侧压力。人体血压测量为间接测定法,其原理是使用血压计的袖带在动脉外施加压力,根据血管音的变化判断和测定血压。这种方法是俄国学者科罗特科夫首创,故称科罗特科夫听诊法。通常血液在血管内流动时没有声音,如果血流经过狭窄处形成涡流,则发出声音。当缠于上臂的袖带内的压力超过收缩压时,完全阻断了肱动脉内的血流,此时听不到声音也触不到肱动脉脉搏。当袖带内压力比肱动脉的收缩压稍低的瞬间,血液能通过被压而变窄的肱动脉,形成涡流撞击血管壁,发出声音。可用听诊器在肱动脉远端听到此声音,并此时袖带内压力数值即为收缩压(血压计上的水银柱读数)。当袖带内压力愈接近舒张压时,通过的血量愈多,并且血流持续时间愈长,听到的声音越来越强而清晰。当袖带内压力降至等于或稍低于舒张压瞬间,血管内血流便由断续变为连续,声音突然由强变弱或消失,脉搏随之恢复正常,此时袖带内压力数值即为舒张压(血压计上的水银柱读数)。

【实验对象】

1.实验对象

实验对象为人。

2.实验材料

血压计、听诊器。

【实验步骤与观察项目】

1.熟悉血压计的结构

血压计有汞柱式血压计、弹簧表式血压计和电子血压计,它们各有优缺点。汞柱式血压计是评价血压的标准工具,也是最早用于临床的血压测量工具。该血压计由检压计、袖带和橡皮球三部分组成。其中检压计是标有 $0 \sim 300$ mmHg

（0～40 kPa）刻度的玻璃管，上端通大气，下端与水银储槽相通。袖带是一个外包布套的长方形橡皮囊，借橡皮管分别和检压计的水银储槽及橡皮球相通。橡皮球是带有螺旋阀的球状橡皮囊，供充气或放气之用。

2.测量动脉血压的准备

（1）测量血压前，受试者静坐 5 分钟，脱去右侧衣袖，暴露右上臂。

（2）打开血压计的水银槽开关（对电子血压计则应打开电源开关，然后按启动按钮），松开血压计的橡皮球螺旋阀，驱出袖带内的残留气体后再将螺旋阀旋紧。

（3）让受试者前臂平放于桌上，手掌向上，使上臂中心部与心脏位置同高（坐位时平第 4 肋间）。将袖带缠在该上臂，袖带下缘至少位于肘关节上 2 cm。袖带松紧适宜，开启水银槽开关。

（4）将听诊器两耳器塞入外耳道，使耳器的弯曲方向与外耳道一致。

（5）在肘窝内侧先用手触及肱动脉脉搏所在部位，将听诊器胸件放置其上。

3.测量收缩压

挤压橡皮球将空气打入袖带内，使血压表上水银柱逐渐上升到听诊器听不到肱动脉搏动声为止。随即松开气球螺旋阀，缓缓放气，其速度以每秒下降 2～5 mmHg 为宜。在水银柱缓缓下降的同时仔细听诊，在开始听到"嘣嘣"样的第 1 声动脉搏动声时，此时血压计上水银柱所示高度即代表收缩压。

4.测量舒张压

使袖带继续缓缓放气，这时听到的声音，先由低后高，而后由高突然变低，最后则完全消失。在声音由强突然变弱或突然消失的瞬间，血压计上水银柱的高度即代表舒张压。

血压记录常以"收缩压/舒张压 mmHg"表示，例如收缩压为 110 mmHg，舒张压为 70 mmHg 时，记为 110/70 mmHg。如果用 kPa 表示，其换算关系为 100 mmHg＝13.33 kPa。右上臂的动脉血压常较左上臂的高出 5～10 mmHg。

列表记录本实验小组成员所测得的血压值。

【注意事项】

（1）室内须保持安静，以利听诊。

（2）测量血压时，无论采取坐、卧体位，上臂位置必须与心脏同一水平，且上臂不能被衣袖压迫。

（3）袖带的缠绕松紧适度，听诊器胸器放在肱动脉搏动位置上面时不能压得太重，更不能压在袖带底下进行测量，也不能接触过松而听不到声音。

(4)动脉血压通常连测 2～3 次。每次检测间隔令受试者休息数分钟。重复测定时,袖带内的压力降至 0 后再打气。

(5)发现血压超出正常范围时,应让受试者休息 10 分钟后复测。在受试者休息期间,可将袖带解下。

(6)血压计用毕后,应将袖带内气体驱尽、卷好、放置盒内,以防玻璃管折断。

【思考题】

(1)正常男、女成人的血压值是多少? 同一受试者左右臂血压有无差别? 数值是多少?

(2)根据你的操作,你认为哪些因素可影响血压的测定?

(3)用触诊桡动脉脉搏测定血压时,如何确定收缩压值?

(4)运动前后血压有何不同? 为什么?

【案例】

患者,男,50 岁,头痛、头晕 3 年,常停服降压药,血压波动较大。

检查:体温 37.0 ℃,脉搏 80 次/分,呼吸 22 次/分,血压160/100 mmHg,半卧位,神志清楚,两肺底未闻及湿啰音,心尖搏动位于左侧第 6 肋间锁骨中线外 1 cm,心律齐,其余检查未见异常。

初步诊断:原发性高血压、左心衰竭。

问题:

(1)高血压与左心衰竭有何关系?

(2)人体动脉血压的测定方法有哪些?

(陈连璧　张慧)

实验七　胸内压的测量和气胸的观察

【实验目的】

学习测定胸内压的方法,并观察影响胸内压变化的因素。

【实验原理】

胸内负压指胸膜腔内的压力。胸内压随呼气和吸气而升降,但始终低于大气压,故称为胸内负压。若紧闭声门而用力呼气,使肺内压远高于大气压时,胸内压可高于大气压而呈正压。倘因创伤或其他原因使胸膜腔与大气相通,外界空气进入胸膜腔内形成气胸,胸内压便和大气压相等,不再呈现负压,肺亦随之萎缩。

【实验准备】

1.实验对象

实验对象为家兔。

2.实验器材和药品

BL-420N 生物信号采集与处理系统、压力换能器、张力换能器、哺乳类动物手术器械 1 套、兔手术台、铁支架、双凹夹、气管插管、胸内套管(或粗的穿刺针头)、20 mL 注射器、50 cm 长的橡皮管 1 条、20％氨基甲酸乙酯。

【实验步骤】

1.麻醉与固定

由兔耳缘静脉注入 20％氨基甲酸乙酯(5 mL/kg),待兔麻醉后仰卧位固定于兔手术台上。

2.气管插管

剪去颈部的毛,在颈部正中线切开皮肤,分离出气管,插入气管插管并结扎固定。其两侧管各连接一 3 cm 长的橡皮管。

3.游离剑突

剪去胸部和剑突部位的毛,切开胸骨下端剑突部位的皮肤,沿腹白线向下切开 2 cm 左右,打开腹腔,暴露剑突。游离出胸骨与剑突之间的骨连接处,并将此处剪断,使剑突可以随膈肌的运动而上下移动。将张力换能器固定在铁架台上,再将连接于换能器上的蛙心夹夹在剑突上。调整张力换能器上的弹簧片与膈肌运动方向呈 90°。

4.插入胸内套管

插管前胸内套管尾端的塑料管连接至压力换能器。换能器的腔内不充灌生理盐水。经胸内套管与大气相通,此时记录笔尖所指的压力高度与大气压相等,可将扫描线调整在中央适当位置,作为零位线。

插管时在兔右腋前线第 4～5 肋骨之间做一长约 2 cm 的切口,再将表层肌肉在插入点处用止血钳稍稍分离,经此点将胸内套管快速插入胸膜腔内,则可看到记录描笔的笔尖偏零位线向下移位,而后随呼吸运动升高和降低,说明已插入胸膜腔内,旋动套管螺旋将胸内套管固定于胸壁。如用穿刺针头代替胸内套管,无须分离表层肌肉。将穿刺针头沿下位肋骨上缘插入,看到上述变化后,要用胶布将针尾固定在胸部皮肤上,防止针头的移位或滑脱。

5.仪器连接

(1)开启 BL-420N 生物信号采集与处理系统和计算机电源。

(2)将压力换能器输入插头连接到 1 通道的输入插座。单击该通道的“信号选择”为“压力”,并自动调零,调零时换能器的压力腔应与大气相通,使输入为零。胸腔内压经换能器将压力信号输入计算机屏幕显示,描记曲线随呼吸运动升高或降低,说明套管或针头已插入胸膜腔内。参数设置是显示方式选择“连续示波显示”,基线位移调至该通道中间位置,扫描速度为 25 mm/s 或 10 mm/s。

(3)将张力换能器输入插头连接到 2 通道的输入插座。单击该通道的“信号选择”为“张力”,调整张力换能器与蛙心夹之间的连线,使张力合适,根据波形大小调整增益。参数设置好后即可进入“记录状态”,观察实验项目(见图 2-12)。

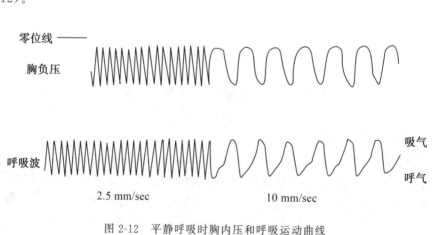

图 2-12　平静呼吸时胸内压和呼吸运动曲线

【观察项目】

1.平静呼吸时的胸内压

以 1～2.5 mm/s 的走纸速度,记录平静呼吸运动 1～3 分钟。然而将走纸速度改为 5 mm/s,记录一段呼吸运动,大致以每厘米纸画出一个呼吸周期为宜。如动物呼吸频率较快,走纸速度可改为 10 mm/s。比较吸气时和呼气时的胸内压,读出胸内压数值(单位为 mmHg 的数值乘 1.36 即为 cmH_2O 的数值)。

2.增大无效腔

将气管插管一侧短橡皮管夹闭,另一侧连接长橡皮管(50 cm),以增大无效腔,使呼吸运动加深加快。观察并记录深呼吸时的胸内压数值,及此时的胸内压与平静呼吸时胸内压有何异同。

3.憋气

在吸气末和呼气末,分别堵塞或夹闭气管插管两侧管。此时动物虽用力呼吸,但不能呼出肺内气体或吸入外界气体,处于用力憋气状态。观察此时胸内压变动的最大幅度,胸内压可否高于大气压?

4.气胸

扩大上腹部切口,将腹腔内脏下推,可观察到膈肌运动。然后沿第 7 肋骨的上缘切开皮肤,用止血钳分离切断肋间肌,造成一约 1 cm 长的创口,使胸膜腔与大气相通,引起气胸。观察胸内压是否仍低于大气压并随呼吸而升降?肺组织是否萎缩?用手术刀扩大创口并剪去 5～6 cm 长的一段肋骨,此时胸内压又有何改变?

【注意事项】

(1)插胸内套管时,切口不宜过大,动作要迅速,以免空气漏入胸膜腔。

(2)用穿刺针进行胸膜腔插管时,不要插的过猛过深,以免刺破肺组织和血管,形成气胸和出血。

(3)形成气胸后可迅速封闭漏气的创口,用注射器抽出胸膜腔内的气体,此时胸内压可重新呈现负压。

【思考题】

(1)分析各项实验结果。

(2)分析胸内负压的形成机制。

(3)平静呼吸时,胸内压为何始终低于大气压? 在什么情况下胸内压可高于大气压?

(刘克敬　瞿宝明)

实验八 去大脑僵直

【实验目的】

复制去大脑僵直实验模型，观察及理解中枢神经系统对肌紧张的调节作用。

【实验原理】

哺乳动物脑干网状结构存在抑制和加强肌紧张的两个区域，分别称为抑制区和易化区。抑制区位于延髓网状结构腹内侧，其活动较弱，但大脑皮层运动区、纹状体及小脑前叶蚓部可加强其功能活动。易化区位于延髓网状结构背外侧、脑桥被盖、中脑的中央灰质及被盖，本身活动较强，并受来自前庭核及小脑前叶两侧部的加强作用。在正常情况下，通过这两个区域的作用，使骨骼肌保持适当的紧张度，以维持身体的正常姿势。如果在动物的中脑上、下丘之间切断脑干，则由于切断大脑皮层运动区和纹状体等部位与网状结构的功能联系，造成抑制区的活动减弱而易化区的活动相对明显增强，动物表现出四肢僵直、头尾昂起，脊柱挺硬等伸肌紧张性亢进的特殊姿势，称为去大脑僵直。

【实验准备】

1.实验对象

实验对象为家兔。

2.实验器材和药品

哺乳动物手术器械 1 套、骨钻、咬骨钳、骨蜡、棉球、20％氨基甲酸乙酯溶液。

【实验步骤】

1.麻醉与固定

从兔耳缘静脉缓慢注入 20％氨基甲酸乙酯溶液（3 mL/kg），进行麻醉后，将动物仰卧位固定于兔手术台上。

2.气管插管

剪去颈部的毛，沿颈正中线切开皮肤，暴露气管，插入气管插管。

3.横切脑干

方法1:将动物改为俯位固定,剪去头部的毛,由两眉间至枕部将头皮纵行切开,再自中线切开骨膜,以刀柄(或棉球)剥离肌肉,推开骨膜。仔细辨认冠状缝、矢状缝和人字缝,找到前囟和后囟。将前囟和后囟之间分成三等份,在后1/3的交点处旁开5 mm做一记号,该点即为横切脑干的进针部位。用探针在此处将颅骨钻透,左手托起动物的头,右手将探针垂直插向颅底,同时向两边拨动,将脑干完全切断。

方法2:将兔仰卧位固定于手术台上,在颈部皮肤正中线做5～7 cm切口,沿正中线分离颈前部肌肉并行气管插管。分离两侧颈总动脉,分别穿线结扎,以避免脑部手术时出血过多。将兔改为俯卧位,由两眉间至枕部将头皮纵行切开,用手术刀柄(或棉球)向两侧剥离肌肉和骨膜,彻底显露头顶部颅骨。用颅骨钻在顶骨两侧各钻一孔,用咬骨钳将创孔扩大,直至基本露出两侧大脑半球表面。咬骨时注意勿伤及硬脑膜,若有出血及时用骨蜡(或棉球)止血。在接近颅骨中线和枕骨时尤须防止伤及矢状窦和横窦而引起大出血。细心剪除硬脑膜,暴露出大脑皮层,滴上少许石蜡油防止脑表面干燥。将动物头托起,用刀柄从大脑半球后缘轻轻翻开枕叶,即可见到中脑上、下丘部分,在上、下丘之间向口裂方向呈45°方位将手术刀插入,切断脑干。

4.观察去大脑僵直现象

用双手分别提起动物的背部和臀部皮肤,然后将动物侧卧,可见到动物的躯体和四肢慢慢变硬伸直,头后仰,尾上翘,呈角弓反张状态,即出现去脑僵直现象。

【注意事项】

(1)动物麻醉宜浅,麻醉过深不易出现去大脑僵直。

(2)切断脑干的部位要准确无误,过低会伤及延髓,引起呼吸停止;过高不出现去大脑僵直。

(3)手术中应仔细操作,避免大出血。

【思考题】

(1)去大脑僵直产生的机制是什么?

(2)去大脑僵直现象有何临床意义?

(刘克敬　张慧)

实验九　大脑皮层运动机能定位

【实验目的】

(1)观察电刺激兔大脑皮层运动区的不同区域引起的躯体肌肉运动。

(2)了解皮层运动区对躯体运动的调节作用。

【实验原理】

大脑皮层运动区是调节躯体运动的高级中枢,通过锥体束及锥体外系下行通路,控制脑干和脊髓运动神经元的活动,从而控制肌肉运动。大脑皮层运动区对肌肉运动的支配呈规律的功能定位。大脑皮层运动区对肌肉运动大部分为交叉支配。动物进化越高级,大脑皮层运动功能定位越明显,运动越精细,大脑皮层运动功能代表区越大。电刺激运动区的不同部位,能引起特定的肌肉或肌群发生短促的收缩运动。大脑皮层运动区呈有秩序的排列,特别在人和高等动物的中央前回最为明显,称为皮层运动区机能定位。

【实验准备】

1.实验对象

实验对象为家兔。

2.实验器材和药品

哺乳类动物手术器械 1 套、小骨钻、小咬骨钳、骨蜡(或止血海绵)、电刺激器、刺激电极、纱布、20％氨基甲酸乙酯、生理盐水、液体石蜡。

【实验步骤】

1.麻醉与固定

给兔静脉注射 20％氨基甲酸乙酯溶液(3.3 mL/kg)进行麻醉,之后将其仰卧位固定于手术台上,行气管插管。

2.开颅手术

将动物改俯卧位固定于手术台上,从眉间至枕部沿矢状线切开皮肤及骨膜,用刀柄(或纱布)向两侧剥离肌肉和颅顶骨膜。用小骨钻钻开颅骨,勿伤硬脑膜。用小咬骨钳扩大创口,暴露一侧大脑上侧面,勿伤及矢状窦。骨缝出血时可用骨蜡封闭止血。用小镊子夹起硬脑膜,并用眼科剪仔细剪开,暴露出大脑皮层,滴上少量温热液体石蜡,以防皮层干燥。术毕放松动物的头及四肢,以便观察躯体运动效应。

【观察项目】

1.观察刺激皮层的效应

在大脑皮层中央前回,逐点依次刺激大脑皮层不同区域,观察肢体运动反应,并将结果标记在大脑半球背面观的示意图上(见图 2-13)。刺激参数设置为波宽 0.1～0.2 ms,电压 1～12 V,频率 20～100 Hz。每次刺激持续 1～5 s,每次刺激后休息约 1 分钟。

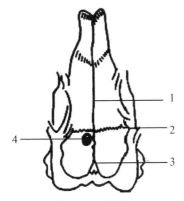

1.矢状缝　2.冠状缝

3.人字缝　4.颅骨钻孔处

图 2-13　兔颅骨标志图

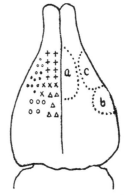

a:中央后区　b:脑岛区　c:下颌运动区

×:前肢、后肢动　＋:颜面肌和下颌动;

○:头动　•:下颌动　▲:前肢动

图 2-14　兔大脑皮层运动区的位置

2.观察反应并记录实验结果

了解兔大脑皮层运动区的位置,并画好一张大脑半球背面观的示意图,将观察到的反应标记在图上(见图 2-14)。分析讨论实验结果,写出实验报告。

【注意事项】

(1)麻醉不宜过深,过深则影响刺激效应。

(2)术中仔细止血,注意勿损伤大脑皮层,保持皮层应有的兴奋性、表面光泽、血管清晰。

(3)选定合适的刺激参数。

(4)刺激电极间距宜小,但勿短路。

【思考题】

(1)为什么刺激大脑皮层引起的肢体运动往往有左右交叉现象?

(2)大脑皮层运动功能区特征是什么?

(刘克敬　张慧)

实验十　小脑受伤动物运动功能障碍的观察

【实验目的】

观察毁损小鼠一侧小脑对其肌紧张和身体平衡等躯体运动的影响,了解正常小脑功能。

【实验原理】

小脑是调节躯体运动的重要中枢之一,对维持姿势、调节肌紧张、协调和形成随意运动均有重要作用。根据小脑的传入、传出纤维联系,可将小脑分为3个主要的功能部分,即前庭小脑(古小脑)、脊髓小脑(旧小脑)和皮层小脑(新小脑)。前庭小脑具有调节身体平衡的功能,受损后引起身体姿势平衡失调。脊髓小脑参与调节肌紧张,具有抑制及易化肌紧张的双重作用和种属差异,受损后引起肌肉紧张亢进(在动物)或降低(在人)。皮层小脑参与调节精巧运动或随意运动的协调,受损后出现小脑性共济失调。

【实验准备】

1.实验对象

实验对象为小白鼠。

2.实验器材和药品

手术刀、普通剪刀剪、探针、镊子、解剖板、200 mL 烧杯、棉球、纱布、乙醚。

【实验步骤】

1.术前观察

观察手术前正常小鼠的运动情况。

2.麻醉

将小鼠罩于烧杯内,然后放入一团浸透乙醚的棉球进行麻醉,至动物运动停止、呼吸变深慢为止。注意不可麻醉过深,也不要完全密闭烧杯,以免小鼠麻醉中窒息死亡。

3.手术

将小白鼠俯卧固定于解剖板上,用镊子提起头部皮肤,在两耳之间头正中横剪一小口,再沿头部正中线向前方剪开长约 1 cm,向后剪至耳后缘水平。用左手拇指和食指捏住头部两侧,用手术刀柄将颈肌轻轻剥离,暴露顶间骨。通过透明的颅骨,可看到小脑位于顶间骨下方。在顶间骨一侧的正中,用探针垂直刺入,深 1～2 mm,再将针头稍做回转,以破坏这一侧小脑。如有出血,以棉球压迫止血。探针拔出后,将皮肤复位。动物从麻醉中清醒后即可进行观察。

【观察项目】

将小鼠置于实验台,待其清醒后,观察其姿势变化及肢体肌肉紧张度的变化;观察其行走时是否有不平衡、向一侧旋转或翻滚等运动失调的表现。

【注意事项】

(1)为减少损毁小脑过程中出血,可用酒精灯加热探针刺入使血管等组织焦化。

(2)损毁小脑时注意控制刺入探针的深度,以免过深伤及中脑及延髓。

【思考题】

(1)一侧小脑损伤后为什么会出现所见到的躯体运动功能障碍?

(2)用毁损法来认识中枢神经系统某一部位的生理功能有何局限性?

【案例】

患者,男,47岁,写字歪斜2天,以后逐渐步态不稳,自觉路面倾斜,双手拿物不准,握物无力。

体征:步态不稳,上肢颤抖,双目视力减弱。

检查：眼底（一），膝反射和跟腱反射稍亢进，指鼻试验阳性，轮替快复动作试验阳性。

初步诊断：小脑型共济失调症。

问题：怎样通过实验证明动物小脑损伤后导致的运动功能障碍？

（刘克敬　张慧）

实验十一　大脑皮层诱发电位

【实验目的】

(1)实验采用刺激外周躯体神经（桡神经或腓总神经），在皮层肢体代表区记录其诱发电位，观察几种药物对诱发电位的影响。

(2)学习哺乳类动物皮层诱发电位的记录方法，熟悉其波性特征和形成原理。

【实验原理】

大脑皮层诱发电位一般是指感觉传入系统受刺激时，在皮层上某一局限区域引出的电位变化。受刺激的部位可以是感觉器官、感觉神经或感觉途径上的任何一点。由于皮层时刻都在活动着并产生自发脑电波，因此诱发电位时常出现在自发脑电波的背景上。鉴于自发脑电越低，诱发电位就越清楚，因而经常使用深度麻醉方法来压低自发脑电，突出诱发电位。

在相应的感觉投射区表面引出的皮层诱发电位可分为主反应和后发放2部分。主反应潜伏期一般为5～12 mm，是一种先正后负的电位变化，正相波比较恒定。在主反应之后常有一系列正相的周期性电位变化，称为后发放。其节律一般为8～12次/秒。后发放是否出现及其持续时间的久暂，取决于刺激强度与麻醉状态。一般说，对感觉传入系统的刺激强度大、麻醉浅时，后发放易于出现，且持续时间较长。

【实验准备】

1.实验对象

实验对象为家兔。

2.实验器材和药品

BL-420N 生物信号采集与处理系统、保护电极、哺乳动物手术器械、颅骨钻、咬骨钳、纱布或止血海绵、20％氨基甲酸乙酯、生理盐水、液体石蜡。

【实验步骤】

1.麻醉与固定

用10％氨基甲酸乙酯溶液与1％氯醛糖混合麻醉剂(5 mL/kg)耳缘静脉注射进行麻醉,之后将动物仰卧位固定于兔手术台上。

2.气管插管

剪去颈部的毛,自颈正中线切开皮肤,暴露气管,插入气管插管。

3.分离桡神经

家兔改为俯卧位固定,在右前肢伸面内测,肘关节上缘处,切开皮肤,用止血钳分离皮筋膜后,可见桡动脉、桡静脉和桡神经伴行。用玻璃分针分离出桡神经长(1～2 cm),也可在右后肢膝关节下方胫骨粗隆外侧下缘,切开皮肤分离结缔组织,用玻璃分针分离右腓总神经长(1～2 cm)。将分离的神经置于刺激电极上,盖以 38 ℃液体石蜡棉条保护,并用止血钳夹闭皮肤切口。

4.暴露大脑皮层

将兔头固定于脑立体定位仪或马蹄形固定器上,沿正中线切开头部皮肤,用刀柄钝性分离骨膜,暴露颅骨骨缝,在冠状缝后缘、矢状缝左侧 1 mm 外用颅骨钻钻开颅骨。用咬骨钳扩大颅骨钻孔距矢状缝 8 mm,冠状缝前 5 mm,冠状缝后 8 mm。勿损伤正中血管和硬脑膜,骨缝出血可用骨蜡封闭。开颅处加 38 ℃的液体石蜡,以防止皮层干燥和冷却。

5.皮层引导电极和刺激电极的安置

将皮层引导电极安装在三维推进器上,并经输入连线与 BL-420N 生物信号采集与处理系统 1 通道相连,参考电极夹在动物头皮切缘上,动物妥善接地,接地点应远离引导电极。移动三维推进器,使引导电极头端的银球轻轻接触兔脑皮层表面体感区范围内,准备记录。刺激电极与 BL-420N 生物信号采集与处理系统刺激输出相接。

6.仪器连接

(1)开机并进入 BL-420N 生物信号采集与处理系统。

(2)在"信号输入"菜单中选择"1 通道",单击 "神经放电"命令项。

(3)单击"启动"键启动生物信号的采集与显示。

(4)参数设置:①扫描速度为 500 ms/div,选用刺激同步触发扫描。②放大器:时间常数为 1 s,高频滤波为 100 Hz,增益(G)为5 000。③刺激器:刺激选用方波,刺激频率为 1 Hz,波宽为 1 ms,刺激强度为 5~15 V。

(5)也可选用实验模块。开机并进入 BL-420N 生物信号采集与处理系统。点击"实验模块"菜单中"中枢神经实验",选择"大脑皮层诱发电位"实验项。

【观察项目】

(1)观察麻醉状态下大脑皮层自发脑电波,如果自发放电电位较大,表示麻醉深度不够,可适当追加麻醉剂,但剂量一般不超过总量的 10%。

(2)将引导电极放置在左侧大脑皮层距正中线外侧 1~2 mm,距冠状缝后 1~2 mm处,调节刺激器使其输出一定强度的电脉冲,然后逐渐增强对桡神经的刺激强度。起初显示器上观察到刺激伪迹,随着刺激的增强,可在刺激伪迹之后出现一稳定的诱发电位(见图 2-15)。仔细调整引导电极在皮层表面的位置,逐点探测,寻找诱发电位主反应幅度最大且恒定的中心区域。

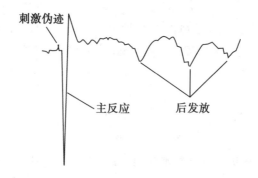

图 2-15　兔皮层诱发电位

注:向下为正,向上为负。第 1 个向上小波为刺挠浅神经记号,间隔 10 ms 后出现先正后负反应,再间隔 100 ms 左右,即出现正向波动的后发放,下线时间 50 ms。

(3)如信噪比较小,可对诱发电位进行叠加,并测量计算诱发电位的潜伏期和主反应的时程。

(4)也可利用同样方法,刺激右后腓总神经,引导相应皮层投射区的诱发电位。

【注意事项】

(1)皮层诱发电位对温度非常敏感,剪开脑膜后,要经常更换温热液体石蜡。若在冬季进行实验时需对动物作整体保温。

（2）手术过程中注意勿损伤皮层血管，一旦血管破裂出现血凝块，压迫皮层造成缺氧致使实验失败。

（3）引导电极以轻轻接触皮层为佳，压得太重，可影响记录。在更换引导部位时，须先旋起电极，使之离开皮层，然后才能移动电极位置，以避免损伤皮层。

（4）开颅后，如出现皮层自颅孔凸出或明显随呼吸波动，需作第4脑室脑脊液引流减压。

【思考题】

（1）皮层诱发电位包括哪些成分？

（2）躯体感觉传入系统的神经通路如何？皮层代表区有哪些特征？

（刘克敬　张慧）

实验十二　视野、盲点测定

【实验目的】

（1）学习视野计的使用及视野测定方法。

（2）了解视野测定的临床意义。

（3）学习盲点位置和范围的测定方法。

【实验原理】

视野是单眼固定注视前方一点时所能看到的空间范围。测定视野有助于了解视网膜、视神经、视觉传导通路和视觉中枢的功能状态。正常人的鼻侧和额侧视野范围较窄，颞侧和下侧较宽。在同一光照条件下，白色视野最大，其次为黄色、蓝色、再次为红色，绿色最小。不同颜色视野的大小，不仅与面部结构有关，还取决于不同光敏感特性的感光细胞在视网膜上的分布情况。视神经自视网膜穿出的部位，形成视神经乳头，呈椭圆形，直径1.5 mm，位于中央凹的鼻侧；该处没有感光细胞分布，外来光线成像于此处不能引起视觉，故此处称为生理盲点。实验者可以根据无光感现象，找出盲点所在位置和范围，依据相似三角形各对应边成比例的关系，可计算出盲点范围的大小。

【实验准备】

1.实验对象

实验对象为人。

2.实验器材

视野计、各色(白、黄、蓝、红、绿)视标、视野图纸、铅笔、白纸、黑头白杆火柴、米尺、遮眼板。

【实验步骤】

1.视野测定

(1)熟悉视野计的结构及其使用方法。视野计样式很多,常用的是弧形视野计(见图 2-16)。

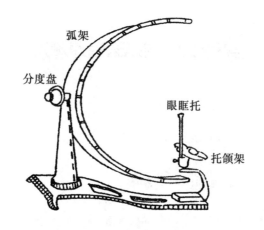

图 2-16　视野计的构造

(2)将视野计放在光线充足的桌面上(某些具有光源视标的视野计,则按照仪器说明书的要求,将其安放在暗室内)。令受试者背对光线端坐,将下颌放在托颌架上,使眼眶下缘靠在眼眶托上。调整托颌架的高度,使眼与弧架的中心点位于同一水平线。先将弧架摆在水平位置,遮住一眼,令受试眼注视弧架的中心点。实验者持白色视标,从弧架周边向中央慢慢移动,随时询问受试者是否看到视标。当受试者回答看到时,将视标倒移一段距离,然后再向中央移动,如此重复测试一次。待得出一致结果后,就将受试者刚能看到视标时视标所在的点标记在视野图纸的相应经纬度上。用同样的方法测出对侧眼。

如果视野计的后方附有随着视标移动针尖,针尖能准确地指着安放在它对面的视野图纸的相应经纬度,则在每找到 1 个刚能看见视标之点时,只要将放视野图纸的盘向前一推,就能在视野图纸的相应经纬度上扎出一个记号。

(3)将弧架转动 45°角,重复上述操作步骤。从 8 个方向依次进行测定,将测试出的 8 个点,在视野纸上相应位置标出。将这 8 个点依次相连,即得出白色视野范围。

(4)按照上述同样的操作方法,依次测定该侧眼的黄、蓝、红、绿等每各色视觉视野。

(5)用同样的方法,测出另一只眼的视野。

2.盲点测定

(1)取一张白纸贴在墙上,与受试者头部等高,在白纸中心与眼同一水平处划"+"号。

(2)受试者的测试眼与白纸的距离为 50 cm,令受试者持遮眼板挡住左眼,右眼目不转睛地注视"+"号。

(3)实验者手持铅笔一端,由"+"号开始慢慢向颞侧移动,当受试者刚刚看不见铅笔尖时,把铅笔尖所在位置用铅笔标在白纸上。接着,再将铅笔继续外移,到刚刚又看见铅笔尖时,再在白纸上标记下它的位置。在两个标记中间连一直线,自其中心点起,沿各个方向移动铅笔,找出并标记出受试者看不见笔尖和又能看见笔尖的交界点(一般取 8 个点测试)。将所标记各点依次连接,可以形成一个大致呈圆形的圈。此圈所包括的区域即为受试者右眼盲点的投射区域。按照同一方法,也可测试出左眼的盲点投射区。

根据相似三角形各对应边成正比例的定理,可算出视网膜上盲点的实际直径,参见图 2-17 及下列公式。

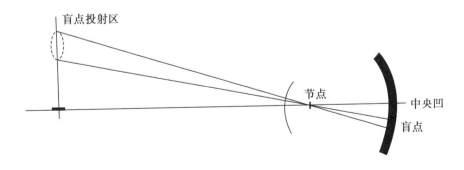

图 2-17　计算盲点与中央凹的距离和盲点的直径

由于：$\dfrac{\text{盲点与中央凹的距离}}{\text{盲点投射区域与"+"的距离}}=\dfrac{\text{节点与视网膜的距离(15 mm)}}{\text{节点到白纸的距离(500 mm)}}$

所以,盲点与中央凹的距离(mm)＝盲点投射区域与"+"号的距离×(15/500)。

由于：$\dfrac{\text{盲点的直径}}{\text{盲点投射区域直径}}=\dfrac{\text{节点与视网膜的距离(15 mm)}}{\text{节点到白纸的距离(500 mm)}}$

所以,盲点的直径(mm)＝盲点投射区域的直径×(15/500)。

【注意事项】

(1)受试者需始终单眼固定并注视视野计弧架中心的白点。

(2)测定时,受试者一般不要戴眼镜。

(3)完成1种颜色视野测定后,受试者需稍做休息,避免视觉疲劳,影响测试结果。

(4)盲点测定时受试者应单眼注视白纸上的"+"号,眼球不要随意移动。

【思考题】

(1)分析视网膜、视觉传导路或视觉中枢机能发生障碍时对视野的影响。

(2)为何不同颜色的视野范围不同?

【案例】

患者,女,35岁,发病初期偶有双眼发胀、头痛,因近期视力明显下降、视野缺损时就诊。

体征:24小时眼压出现病理性眼压,鼻侧视野缩小,生理盲点扩大。

初步诊断:慢性单纯性青光眼。

问题:

(1)患者的生理盲点扩大是如何测定的?

(2)为什么我们平时并不感觉到盲点的存在?

（常翠鸣　瞿宝明）

实验十三　豚鼠耳蜗的生物电现象观察

【实验目的】

(1)观察微音器电位和听神经动作电位的特征与关系。

(2)了解引导这两种电位的实验方法。

【实验原理】

耳蜗受到声音刺激时,在耳蜗及其附近结构所记录到的与声波频率和幅度完全一致的电位变化,称为耳蜗微音器电位。声波经外耳、鼓膜、听骨链传至耳蜗内,引起基底膜振动,使耳蜗柯蒂氏器官中的毛细胞受到刺激,导致毛细胞纤毛交替性弯曲与复位,调制毛细胞顶部膜电阻呈交替性下降和增加,产生交流性质的毛细胞感受器电位。将引导电极放在豚鼠内耳圆窗附近,用声波刺激,可记录到与刺激声波波形、频率完全相同的电位变化,即微音器电位。这种电位变化经放大后输入扩音器,可听到与刺激声波相同的声音,微音器电位之后可观察到一组双相电位波动(2~3 个负波即 N1、N2 和 N3),是耳蜗神经的复合动作电位,其幅度反映被兴奋的神经纤维数量。

与听神经动作电位不同,微音器电位具有如下特点:①在一定刺激强度范围内,微音器电位的频率和幅度与声波振动完全一致;②潜伏期极短,小于0.01 ms;③没有不应期;④不易疲劳和适应,对缺氧和麻醉相对不敏感,在听神经变性时仍能出现。

【实验准备】

1.实验对象

实验对象为豚鼠。

2.实验器材和药品

BL-420N 生物信号采集与处理系统、信号输入线、音箱、银丝电极(耳蜗电位引导电极)、三维推进器、耳机、铁支架、普通剪刀、组织剪、脱脂棉球、5 mL 注射器、探针、20%氨基甲酸乙酯。

【实验步骤】

1.麻醉与固定

选用150～200 g的健康豚鼠,用20％氨基甲酸乙酯(5 mL/kg)行腹腔注射麻醉。动物麻醉后,将其取侧卧位固定在手术台上(或蛙板)上。

2.颞骨乳突部钻孔

在耳郭根部后缘剪毛,沿耳郭根部后缘切开皮肤,切口长1～1.5 cm。用脱脂棉球擦除皮下组织和肌肉,暴露外耳道后方的颞骨乳突部,注意勿伤及血管。用探针在乳突上钻一小孔,再仔细将其扩大成直径为3～4 mm的骨孔,该孔内部即为鼓室。经此孔向前方深部窥视,在相当于外耳道口内侧的深部,可见尖端向下的耳蜗,耳蜗底的后上部有一边缘不规整的小孔即为圆窗,其直径约为0.8 mm。实验者在手术操作过程中需注意:①鼓室的骨质很薄,钻孔时勿使针头插入鼓室过深而伤及耳蜗;②及时止血,不要让血液流入鼓室,以免影响微音器电位的引导。

3.安放引导电极

豚鼠取俯卧位,头部向一侧偏转,便于电极插入,并有利于呼吸。将引导电极(银丝的球端)前端稍做弯曲,用三维推进器将电极经骨孔向前深部轻轻插入,安放于圆窗口处,使电极的球形端与圆窗膜接触。注意勿将圆窗膜戳破,以免外淋巴液流出,使微音器电位减小和实验时程缩短。

4.仪器连接

(1)将引导电极经连线接入到BL-420N生物信号采集与处理系统的1通道接口。参照电极置于手术切口皮肤处,将动物前肢接地。刺激电极连线插入刺激器输出接口处,刺激"＋、－"输出与耳机相连,用作声音刺激。可通过改变刺激输出极性,来改变刺激声波的位相。音箱与监听输出接口连接。

(2)开机并进入BL-420N生物信号采集与处理系统。

(3)单击主菜单中"感官实验"显示下拉菜单,在子菜单中选择"耳蜗微音器电位"实验模块(在子菜单"信号输入"菜单中选择"1通道",单击"神经放电"命令项)。

(3)单击"启动"键启动生物信号的采集与显示。

5.参数设置

(1)主界面的信息控制面板:时间常数(T)为0.1 s,高频滤波(F)为1 000 Hz,增益(G)为5 000,扫描速度为5.0 ms/div,选用刺激同步触发扫描。

(2)刺激参数:刺激模式为粗电压,刺激方式为单刺激,波宽为0.5 ms;延时为 20 ms,刺激强度为 10 V。

【观察项目】

(1)用电刺激器输出线连至耳塞机,输出的单个方波刺激(波宽 0.5 ms,强度 10 V)转换为短声刺激后,发出"喀喀"声。将耳塞机置于动物外耳道口,观察由短声刺激引起的微音器电位和耳蜗神经的复合动作电位(见图 2-18)。

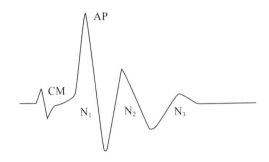

图 2-18 微音器电位和耳蜗神经的复合动作电位

(2)分别改变刺激强度、短声刺激方波极性或交换耳机两端接线以变换声音位相,观察微音器电位和听神经的复合动作电位的变化。

(3)摘去耳机,直接对着豚鼠外耳道说话或唱歌,观察耳蜗是否起到麦克风的作用。若在音箱听到相应的说话或唱歌声音时,即称为微音器效应。

【注意事项】

(1)选取耳动反射好的动物,可用击掌测试豚鼠耳动反应。

(2)乳突骨孔周围组织必须刮净,以免组织液流入鼓室,影响实验。

(3)安放引导电极时要仔细精确,应先确认位置后再安放,不可反复多次插入。切勿将圆窗膜戳破,否则外淋巴流出,影响电位引导,使实验时程缩短。

(4)引导电极安放好后,用棉球盖住骨孔,保持手术野局部的温度和湿度。

(5)动物头部要固定好,以防动物头部活动使电极移动。

(6)进行声刺激时,环境要安静,避免其他声音干扰。

【思考题】

(1)为何多选用豚鼠做耳蜗生物电现象的实验?

(2)微音器电位和听神经动作电位各有何特点? 两者有何关系?

【案例】

患者,女,20 岁,因发热、头痛、耳痛,近几天听力下降,耳朵流脓就诊。

检查:鼓膜充血,鼓膜向外膨隆,鼓膜穿孔,听力检查呈传导性耳聋。

初步诊断:急性化脓性中耳炎。

问题:临床上用哪种方法鉴别神经性耳聋和传导性耳聋?

（常翠鸣　瞿宝明）

第三章　药理学基本实验

实验一　药物的不同理化性质对药物作用的影响

【实验目的】

(1)观察并比较药物的不同理化性质对药物作用的影响,进一步理解药物溶解度对药物的影响。

(2)学习小鼠捉拿法和腹腔注射法。

【实验原理】

通过对 2 只小白鼠分别腹腔注射 2 种不同理化性质的钡剂观察药物的理化性质对药物的作用的影响。

【实验准备】

1.实验对象

实验对象为小白鼠

2.实验器材和药品

天平、小鼠笼、1 mL 注射器、5％硫酸钡($BaSO_4$)溶液、5％氯化钡($BaCl_2$)溶液、苦味酸。

【实验步骤】

取小白鼠 2 只,分别称重标记,随机分为甲、乙 2 组,观察其一般活动情况,甲鼠腹腔注射 5% $BaSO_4$ 溶液（0.1 mL/10 g），乙鼠腹腔注射 5% $BaCl_2$ 溶液（0.1 mL/10 g）。注射后将小鼠放入笼中，观察 2 只小鼠反应有何不同。

【观察项目】

观察 2 只小鼠用药后的活动状况，大小便，呼吸次数及有无惊厥死亡发生情况列表记录并进行比较（见表 3-1）。

表 3-1　2 组鼠用药后比较

鼠号	体重	药物/ (0.1 mL/10 g)	活动状况	大小便	呼吸/ (次/分钟)	惊厥	死亡
甲鼠		5% $BaSO_4$					
乙鼠		5% $BaCl_2$					

【注意事项】

（1）$BaSO_4$ 为难溶解的盐，用前摇匀后抽吸。

（2）给小鼠注射完药物后要立即放回鼠笼中，关好笼子。

【思考题】

（1）除溶解度外，还有哪些药物的理化性质可以影响药物的作用？

（2）你能设计实验观察 pH 值对药物作用的影响吗？

【案例】

小张，女，16 岁，自幼食欲较差，父母经常给她喝酸奶，每天 3～4 包，近日来于晚上睡前喝酸奶后经常出现夜间胃疼的情况。其自述胃部有烧灼感，无恶心呕吐，无呕血及黑便，少量进食或饮温水及温牛奶后疼痛缓解。入院后医生建议其进行钡餐检查。小张了解到钡餐检查是喝下含钡的液体后在 X 线下观察胃肠的功能状态，因为根据学到的知识，钡是一种有毒的物质，她担心钡餐检查会对机体产生毒害作用而顾虑重重。

问题：

（1）你认为做钡餐检查喝下的含钡液体应该是哪种钡？为什么？

（2）钡餐检查是否会引起钡中毒？

（3）你能通过实验解除小张的顾虑吗？

【附】

BaCl$_2$是可溶性钡盐属于肌肉毒物,进入人体后,会对骨骼肌、平滑肌和心肌产生刺激和兴奋作用,吸入后可引起胸部紧束感、胸痛、咳嗽等,甚至可引起肺间质肉芽肿。口服 BaCl$_2$可能在肠道内干结引发肠梗阻,严重中毒者可以出现心脏传导阻滞、异位心律和心室颤动,患者甚至会死于心脏停搏。BaSO$_4$是无色斜方晶系晶体或白色无定型粉末,是难溶物,不溶于酸,无毒。

(钟国乔　赵西梅)

实验二　药物不同剂量对药物作用的影响

【实验目的】

(1)进一步熟练掌握小鼠捉拿法和腹腔注射法,观察不同剂量的药物对药物效应的影响。

(2)引导学生用辩证法的思想去分析解决问题。

【实验原理】

用 3 只小白鼠,分别腹腔注射同种药品的不同剂量来观察剂量对药物作用的影响。

【实验准备】

1.实验对象

实验对象为小白鼠。

2.实验器材和药品

小鼠笼、天平、1 mL 注射器、2％水合氯醛溶液、苦味酸。

【实验步骤】

(1)取小鼠 3 只,称重标记,观察其正常活动情况。

(2)分别腹腔注射 2％水合氯醛溶液:甲鼠 0.1 mL/10 g,乙鼠 0.3 mL/10 g,丙鼠 0.5 mL/10 g。

【观察项目】

记录各小鼠翻正反射消失时间和恢复时间(见表 3-2)。

表 3-2　不同剂量对药物作用的影响

动物	体重/g	2%水合氯醛溶液/(mL/10 g)	翻正反射消失时间	翻正反射恢复时间
甲鼠				
乙鼠				
丙鼠				

【注意事项】

翻正反射消失指标:将小鼠放倒,使其四脚朝天而自己不能重新站立。

【思考题】

(1)镇静催眠药可分几类?各类包括哪些药物?水合氯醛属于哪类?

(2)镇静催眠药急性中毒的表现及解救原则是什么?

【案例】

某女,50 岁,患有神经衰弱多年,引起记忆力下降、头晕、眼花、工作效率不高、失眠等;每天靠服用 10%水合氯醛溶液 10 mL 睡觉,也难以睡到天明。一天晚上睡觉之前,为了想睡个好觉,在没有经过任何人的允许下,临睡觉前口服 40 mL 水合氯醛溶液。第二天早晨,家人叫她吃饭,发现她昏睡、呼吸减慢、口唇发绀,马上送进医院。查体发现其血压和体温下降、瞳孔扩大、对光反射迟钝等症状。

诊断:水合氯醛中毒

问题:

(1)病人每天服用 10%水合氯醛溶液 10 mL 是催眠剂量,而该病人为什么还难以入睡?

(2)病人本次服用 40 mL 水合氯醛溶液属于什么剂量?

(3)你认为水合氯醛是常用的镇静催眠药吗?为什么?

【附】

剂量是指用药的分量。同一药物剂量的大小,可决定药物在体内的浓度,在一定的范围内,剂量越大,血药浓度越高,作用也越强。但超过一定范围,剂量不断增加,血药浓度继续升高,则会引起毒性反应,出现中毒甚至死亡。

(钟国乔 张文)

实验三 药物的不同给药途径对药物作用的影响

一、硫酸镁方法

【实验目的】

观察硫酸镁 $MgSO_4$ 不同给药途径对药物效应的影响。

【实验原理】

选 2 只体重相同的小白鼠,分别用同 1 种药品($MgSO_4$)做肌内注射和灌胃观察 2 只小白鼠对药物的反应。

【实验准备】

1.实验对象
实验对象为小白鼠。
2.实验器材和药品
小鼠笼、天平、烧杯、小鼠灌胃器、1 mL 注射器、10% $MgSO_4$溶液、苦味酸。

【实验步骤】

(1)取体重相同的小白鼠 2 只,染色、标记。一只腿部肌内注射10% $MgSO_4$溶液 0.2 mL,另一只以相同剂量灌胃。

(2)观察 2 只小鼠的活动情况、肌肉张力、呼吸及大小便有何不同。

【观察项目】

记录比较 2 只小鼠对药物反应差异(见表 3-3)。

表 3-3　硫酸镁不同给药途径对药物作用的影响

鼠号	体重/g	10% $MgSO_4$	活动状况	大小便	呼吸/(次/分)	肌肉张力
甲鼠		肌内注射				
乙鼠		灌胃				

【注意事项】

(1)$MgSO_4$ 中毒时,应缓慢静脉注射氯化钙($CaCl_2$)加以对抗。

(2)在观察大小便时,应将小白鼠放在搪瓷盘子内,以免影响环境和卫生。

【思考题】

(1)过量静脉注射 $MgSO_4$ 时会出现哪些不良反应?

(2)$MgSO_4$ 中毒为什么用钙剂解救?

【案例】

某女,患有慢性胆囊炎,用其他利胆药副作用大,引起恶心、呕吐、厌食等消化系统症状,随后患者改用硫酸镁治疗。

问题:

(1)患者必须采用哪种给药途径?(　　)

　　A.口服　B.肌内注射　C.外用热敷　D.静脉注射

(2)为什么患者用 $MgSO_4$ 利胆时副作用小? 在应用时需注意哪些事项?

(3)临床上静脉注射 $MgSO_4$ 时一定要注意哪些事项? 为什么?

【附】

药物的给药途径不同,可直接影响药物作用的快慢、强弱和维持时间的长短,有时也可改变药物作用的性质,产生不同的药理作用,在治疗疾病中,同样的药物,由于治疗目的不同,要合理选择不同的给药途径。

$MgSO_4$ 口服给药很少吸收,具有泻下和利胆作用;注射可引起骨骼肌松弛、血管扩张和血压下降,同时产生中枢抑制作用。

二、异戊巴比妥钠方法

【实验目的】

观察异戊巴比妥钠不同给药途径对起效作用快慢的影响。

【实验原理】

对 2 只家兔用同 1 种药品而分别用肌肉注射和静脉注射观察药物起效作用的不同。

【实验准备】

1.实验对象

实验对象为家兔。

2.实验器材和药品

5 mL 注射器 2 支、注射针头、磅秤、5％异戊巴比妥钠溶液、苦味酸。

【实验步骤】

(1)取家兔 2 只,称重并编号,观察其正常活动,翻正反射和呼吸情况。

(2)甲兔肌内注射 5％异戊巴比妥钠溶液 1.0 mL/kg;乙兔(染色)耳缘静脉注射 5％异戊巴比妥钠溶液 1.0 mL/kg。

(3)30 分钟后,观察 2 只家兔翻正反射消失和呼吸抑制程度。

【观察项目】

记录比较 2 只家兔的反应差异(见表 3-4)。

表 3-4　异戊巴比妥钠不同给药途径对药物作用的影响

兔号	体重/kg	5％异戊巴比妥钠/mL	给药途径	翻正反射消失时间	呼吸抑制程度/（次/分钟）
甲兔			肌内注射		
乙兔			耳缘静脉		

【注意事项】

(1)翻正反射是指动物可保持正常姿势,若呈现背位仰卧,动物会立即翻正过来。中枢神经受到抑制后,动物的翻正反射消失(即背位仰卧,家兔无法翻身)。

(2)中枢神经抑制的表现为动物蜷缩少动、闭目静卧、翻正反射消失和呼吸抑制,分别代表药物的镇静、催眠、抗惊厥、麻醉四种作用。

【附】

药物起效时间和药效维持时间有明显不同。静脉注射药物直接进入血液循环,起效快;肌肉注射药物,需要先进入组织液再进入血液循环,起效较静脉注射慢。异戊巴比妥钠属于巴比妥类镇静催眠药,对中枢神经系统有抑制作用。

三、尼可刹米方法

【实验目的】

观察尼可刹米不同给药途径对药物效应的影响。

【实验原理】

选 3 只体重相近的小白鼠,分别用同一种药品做灌胃法、皮下注射和腹腔注射,观察 3 只小白鼠对药物反应速度的异同。

【实验准备】

1.实验对象

实验对象为小白鼠。

2.实验器材和药品

小鼠笼、天平、大烧杯、小鼠灌胃器、1 mL 注射器、针头、2%尼可刹米溶液、苦味酸。

【实验步骤】

(1)取体重相近的小白鼠 3 只,分别编号并称重,观察 3 只小鼠正常活动情况。

(2)按 0.2 mL/10 g 的剂量,分别以灌胃法、皮下注射和腹腔注射法给 2%尼可刹米溶液。

(3)将给药后的小白鼠放回鼠笼或大烧杯中,观察给药后 3 只小鼠活动情况。

【观察项目】

记录首次出现惊厥的时间及最后结果(见表 3-5)。

表 3-5　尼可刹米不同给药途径对药物作用的影响

鼠号	体重/g	药物及用量	给药途径	惊厥出现时间	最后结果
甲鼠			灌胃		
乙鼠			皮下注射		
丙鼠			腹腔注射		

注:以小白鼠的四肢抽搐为惊厥指标。

【注意事项】

(1)灌胃给药时,一定要掌握要领,注意不要刺破食管和胃壁。

(2)注射尼可刹米后,作用发生快,应密切观察小鼠反应,立即记录时间。

【附】

尼可刹米可以直接兴奋延脑的呼吸中枢,也可以刺激颈动脉体化学感受器而反射性的兴奋呼吸中枢,能提高二氧化碳敏感性,使呼吸加深加快。其过量会导致血压上升、心动过速、肌震颤及僵直、咳嗽、呕吐、出汗。

(赵西梅　张文)

实验四　利多卡因对蛙类坐骨神经、腓肠肌的作用

【实验目的】

观察利多卡因对蛙类坐骨神经、腓肠肌的局部麻醉作用,掌握蛙坐骨神经-腓肠肌标本的制备方法。

【实验原理】

将利多卡因作用于坐骨神经,通过对比作用前后肌肉收缩的情况,观察利多卡因的局麻作用。

【实验准备】

1.实验对象

实验对象为牛蛙。

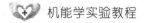

2.实验器材和药品

BL-420N 生物信号采集与处理系统、张力换能器、刺激引导线、保护电极、蜡盘、粗剪刀、组织剪、眼科剪、镊子、探针、玻璃分针、培养皿、棉线、吸水纸、1 mL注射器、任氏液、盐酸利多卡因注射液(40 mg/2 mL)、生理盐水。

【实验步骤】

1.牛蛙坐骨神经-腓肠肌标本制备

操作方法见第二章实验一。

2.仪器连接

(1)开机并启动 BL-420N 生物信号采集与处理系统。

(2)将保护电极勾住游离坐骨神经,引导线一端与 1 通道相连,一端与保护电极相连。

(3)张力传感器挂钩与腓肠肌肌腱连接,调整合适的连线的张力。

(4)选择系统主菜单中的"实验模块",点击下拉菜单"自定义实验"。编辑实验题目,设置量程为 10 mV、时间常数为 3 s、滤波为 20 Hz、采样频率为 100 Hz。BL-420N 生物信号采集与处理系统自动进入实验状态。

【观察项目】

1.记录正常收缩曲线

连续刺激神经 3 次,观察收缩曲线并暂停做标记。

2.记录经盐水作用后肌肉收缩曲线

在牛蛙神经和肌肉表面各注射 0.4 mL 生理盐水,10 分钟后连续刺激神经 3 次并暂停做标记。

3.记录经利多卡因作用后肌肉收缩曲线

在牛蛙神经和肌肉表面各注射 0.4 mL 利多卡因,10 分钟后连续刺激神经 3 次,并暂停做标记。

4.记录冲去利多卡应后肌肉收缩曲线

用任氏液冲去标本表面麻醉药,并用吸水纸吸去周围药液,10 分钟后连续刺激神经 3 次,并暂停做标记。

【注意事项】

(1)实验过程中不能过分牵拉神经,以免造成损伤。

(2)标本制备过程中应适当地用任氏液湿润标本。

(3)避免用手指或金属器械接触或夹持标本的神经肌肉部分。

(4)冲洗时要彻底,避免药液残留。

【思考题】

(1)利多卡因的作用机制是什么?

(2)利多卡因除了局麻作用还具有哪些作用?

【案例】

患者,男,49岁。患有期前收缩多年,近日体检发现右前臂皮下结节,结节大小约为 3 cm×2 cm,可活动,无明显不适,做活检为脂肪瘤,医生建议尽快手术。

问题:

(1)你认为该手术选择哪种局麻方法合适? 可选择哪些局麻药?

(2)麻醉时应该注意的事项有哪些?

(3)说出临床上常用局麻药及它们各适用的局麻方法。

【附】

局部麻醉药,简称局麻药,是以适当的浓度应用于局部神经末梢或神经干周围的药物,能暂时、完全和可逆性地阻断神经冲动的产生和传导,在意识清醒的条件下可使局部痛觉等感觉暂时消失,同时对各类组织无损伤性影响。其普遍应用于口腔科、眼科、妇科和一些外科小手术中,用于暂时解除疼痛。利多卡因局麻作用快,对黏膜穿透力较强,无局部刺激及血管扩张作用。

(钟国乔 赵西梅)

实验五 药物的抗惊厥作用

一、苯妥英钠的抗电惊厥作用

【实验目的】

(1)学习惊厥模型建立的方法,观察苯妥英钠抗电惊厥的作用。

(2)结合癫痫患者案例,培养学生的人文关爱意识,增强职业认同感。

【实验原理】

利用药理生理多用仪或电刺激仪刺激 2 只小白鼠致其惊厥,再分别对其腹腔注射苯妥英钠和生理盐水后观察小白鼠对应用该 2 种药的反应。

【实验准备】

1.实验对象

实验对象为雄性小白鼠(18~22 g)。

2.实验器材和药品

药理生理多用仪或电刺激仪、1 mL 注射器、小鼠笼 0.5%苯妥英钠、生理盐水。

【实验步骤】

(1)取小白鼠,分别称重并编号。

(2)多用仪功能档拔向"电惊厥",刺激方式"单次",A 频率为 1 Hz,输出导线前端的 2 个鳄鱼夹要用生理盐水浸湿,然后夹住小鼠的双耳。输出电压由小至大,直至出现惊厥反应为止。如未出现惊厥,可将电压由 80 V 调至 100 V 试之,如法选出 2 只小白鼠,记录使各鼠发生惊厥的电压阈值。小鼠发生惊厥的表现为前肢屈曲、后肢僵直、阵挛、然后恢复,并以其后肢僵直作为电惊厥的指标。

(3)如法选出 2 只小白鼠并记录各鼠发生惊厥的电刺激强度(即各种刺激参数)。

(4)待小鼠恢复常态后,分别由腹腔注射苯妥英钠(0.1 mL/10 g)及生理盐水(0.1 mL/10 g)。30 分钟后,再用各鼠原惊厥阈值给予刺激,比较给药后动物反应有何不同。若使用电刺激器,通电参数为输出电压为 100 V,刺激时间 0.2~0.3 s,或自行调至惊厥为止,刺激间隔时间不应少于 5 s。

【观察项目】

记录 2 只小鼠首次惊厥出现的时间和最后结果(见表 3-6)。

表 3-6　苯妥英钠的抗电惊厥作用

鼠号	体重/g	药物及用量	给药途径	惊厥出现时间	最后结果
甲鼠		0.5%苯妥英钠	腹腔注射		
乙鼠		生理盐水	腹腔注射		

【注意事项】

(1)刺激参数可由于动物个体差异不同,电压以能引起动物惊厥为准,不宜过大。

(2)通电时应将导线提起,避免小白鼠活动使鳄鱼夹脱落后相接触,也不能让鳄鱼夹与鼠体其他部位相接触。

(3)实验前 12 小时应对小白鼠禁食,但不对其禁水。

【思考题】

(1)苯妥英钠的主要作用和应用是什么?

(2)苯妥英钠的主要不良反应有哪些?

【案例】

患者,男,16 岁,由于学习紧张,在某次考试中突然尖叫一声,跌倒在地,意识丧失,先出现全身肌肉强直性痉挛,后转为阵发性抽搐。其抽搐时面色青紫、口吐白沫,眼睛向上凝视,呼吸暂停,持续 2~3 分钟,继而患者处于昏睡状态。送进医院后,患者已经清醒,其他症状全部消失,只是感到有些头痛,全身乏力,嗜睡。患者自述,患有癫痫病,平时常规口服苯妥英钠治疗。

诊断:强直—阵挛性发作(癫痫大发作)。

问题:如果单用苯妥英钠控制不了该病人的病情,需与哪些药物一起合用?

【附】

苯妥英钠具有细胞膜稳定作用,可降低细胞膜对钠离子(Na^+)和钙离子(Ca^{2+})的通透性,从而抑制 Na^+ 和 Ca^{2+} 的内流,导致细胞膜的兴奋性降低,从而产生中枢抑制作用。

二、苯巴比妥钠的抗惊厥作用

【实验目的】

(1)练习小白鼠的捉拿和腹腔给药法。

(2)观察苯巴比妥钠的抗惊厥作用。

(3)学习动物惊厥模型的制作方法。

【实验原理】

用 2 只小白鼠分别腹腔注射苯巴比妥钠、生理盐水,观察 2 只小白鼠有无惊厥发生,惊厥出现的速度、程度和结果有何不同。

【实验准备】

1.实验对象

实验对象为小白鼠。

2.实验器材和药品

1 mL 注射器 3 支、电天平、小鼠笼、苦味酸、0.5%苯巴比妥钠溶液、2.5%尼可刹米溶液、生理盐水。

【实验步骤】

(1)取小白鼠 2 只,染色,称重,观察其正常活动。

(2)甲鼠腹腔注射 0.5%苯巴比妥钠溶液(0.1 mL/10 g),乙鼠(染色)腹腔注射生理盐水(0.1 mL/10 g)做对照。

(3)30 分钟后,2 只小白鼠均腹腔注射 2.5%尼可刹米溶液(0.2 mL/10 g)(先给甲鼠腹腔注射 2.5%尼可刹米溶液)。

【观察项目】

记录 2 只小鼠是否出现惊厥及出现惊厥的时间(见表 3-7)。

表 3-7　苯巴比妥钠的抗惊厥作用

鼠号	体重/g	药物及用量	给药途径	是否有惊厥	出现时间
甲鼠		苯巴比妥钠+尼可刹米	腹腔注射		
乙鼠		生理盐水+尼可刹米	腹腔注射		

注:尾巴向上翘动、后肢强直为惊厥指标。

【注意事项】

(1)注射时剂量要准确,剂量不宜太大,时间掌握好。

(2)注射完药物,将小白鼠放回小鼠笼后,要注意将笼门关好。

【思考题】

(1)尼可刹米的药理作用有哪些?在应用时应注意什么问题?

(2)苯巴比妥钠的主要不良反应有哪些?

【附】

尼可刹米属中枢兴奋药,可兴奋呼吸中枢,但过量使用可引起惊厥。中枢抑制药和中枢兴奋药作用性质相反而表现出对抗作用。苯巴比妥钠为中枢抑制药,随剂量增加,中枢抑制程度逐渐加强,依次出现镇静、催眠、抗惊厥、抗癫痫和麻醉作用。尼可刹米可消除病理性中枢抑制状态。

(钟国乔　赵西梅)

实验六　哌替啶和阿司匹林的镇痛作用比较(扭体法)

【实验目的】

(1)观察小鼠的扭体反应,比较哌替啶、阿司匹林的镇痛作用特点。
(2)学会运用扭体法比较药物的镇痛作用,培养学生辩证分析问题的能力。

【实验原理】

选择 36 只小白鼠腹腔注射致痛液体(醋酸溶液、酒石酸锑钾溶液等)引起小白鼠持久性疼痛,观察哌替啶、阿司匹林的镇痛作用特点。

【实验准备】

1.实验对象
实验对象为 36 只小白鼠。
2.实验器材和药品
天平、鼠笼、1 mL 注射器、盐酸哌替啶溶液(2 mg/mL)、阿司匹林溶液(10 mg/mL)、酒石酸锑钾溶液(0.5 mg/mL)、生理盐水、苦味酸。

【实验步骤】

(1)取 36 只小白鼠,称重,根据体重大小随机分成 3 组,即甲、乙、丙组,每组 12 只小白鼠,染色标记。
(2)各实验小组从上述 3 组分别随机取 2 只小白鼠,同时标记好小白鼠的体重。

(3)各鼠分别按 10 mL/kg 的剂量腹腔注射以下药物,同时记录给药时间。3 组药物分别为:①甲组:2mg/mL 盐酸哌替啶溶液。②乙组:10mg/mL 阿司匹林溶液。③丙组:生理盐水。

【观察项目】

(1)给予上述药物 30 分钟后,各组每只小白鼠均腹腔注射酒石酸锑钾溶液 10 mL/kg(或 6mg/mL 醋酸溶液每只 0.2/mL),观察 10 分钟内各组出现扭体反应的动物数。

(2)计算镇痛百分率(P):

$$P = \frac{\text{给药组无扭体反应的动物数} - \text{对照组无扭体反应的动物数}}{\text{对照组扭体反应的动物数}} \times 100\%$$

记录不同实验组扭体反应的情况(见表 3-8)。

表 3-8　不同实验组扭体反应的统计

分组	体重/g	药物及用量	给药途径	有无扭体反应	百分率
甲组		盐酸哌替啶溶液	腹腔注射		
乙组		阿司匹林溶液	腹腔注射		
丙组		生理盐水	腹腔注射		

【注意事项】

(1)酒石酸锑钾溶液要现用现配,因存放过久可使其水解,导致刺激作用减弱,影响实验结果。

(2)酒石酸锑钾溶液的浓度和剂量要根据室温的变化做适当调整。

(3)扭体反应为腹部凹陷、后肢伸张、臀部高起、躯体扭曲。

【思考题】

哌替啶和阿司匹林的主要不良反应各有哪些?

【案例】

患者,男,35 岁,正在建筑工地施工,由于防护不当,从二层楼上坠落在地,急送医院治疗。

查体：痛苦病容，体格健壮，呼吸心跳正常，肝脾未触及，左下肢疼痛难忍并有明显触痛。X线检查：左侧锁骨骨折。

初步诊断：左侧锁骨骨折。

问题：

(1)除了进行常规治疗外，应选用什么药物镇痛？为什么？

(2)哌替啶和阿司匹林在止痛方面有哪些不同点？

【附】

扭体反应是给小白鼠或大白鼠腹腔注射某些药物(醋酸溶液、酒石酸锑钾溶液等)所引起的一种刺激腹膜的持久性疼痛、且间歇发作的运动反应，表现为腹部内凹、后肢伸张、臀部高起、躯体扭曲。哌替啶为阿片受体激动剂，可以激动阿片受体产生镇痛作用，阿司匹林为解热镇痛抗炎药，可以抑制环氧化酶-2(COX-2)，减少前列腺素的合成和释放，产生镇痛作用。

微课：镇痛药的比较

(钟国乔 张文)

实验七 普萘洛尔的抗缺氧作用

【实验目的】

(1)观察普萘洛尔对提高动物缺氧耐受力的影响，联系临床应用，分析其抗缺氧作用的机制。

(2)学会用小鼠进行耐缺氧的实验方法。

【实验原理】

将小白鼠置于缺氧的容器内，再应用普萘洛尔观察其抗缺氧作用。

【实验准备】

1.实验对象

实验对象为小白鼠

2.实验器材和药品

250 mL 广口瓶、注射器、秒表、托盘天平、500 mL 大烧杯、0.1%盐酸普萘洛尔溶液、钠石灰、生理盐水、凡士林。

【实验步骤】

(1)取 250 mL 广口瓶 2 个,分别放入钠石灰 10 g,以吸收二氧化碳和水。

(2)取小白鼠 2 只(体重 18～22 g 为宜),称重并编号标记。

(3)甲鼠腹腔注射 0.1%盐酸普萘洛尔溶液(0.2 mL/10 g),乙鼠腹腔注射生理盐水(0.2 mL/10 g)作为对照。

(4)给药 15 分钟后,将 2 只小白鼠分别放入 2 个广口瓶内,盖严瓶口,立即记录时间。

【观察项目】

(1)观察 2 只小白鼠直至死亡,记录各鼠死亡时间,求出各鼠存活时间。

(2)综合各组实验结果,分别记录和计算出给药鼠和对照鼠的平均存活时间(见表 3-9),再用下列公式求得存活时间延长百分率:

$$存活时间延长百分率 = \frac{给药鼠的平均存活时间 - 对照鼠的平均存活时间}{对照鼠的平均存活时间} \times 100\%$$

表 3-9　普萘洛尔的抗缺氧作用

鼠号	体重/g	药物及用量	给药途径	存活时间	百分率
甲鼠		普萘洛尔	腹腔注射		
乙鼠		生理盐水	腹腔注射		

【注意事项】

(1)瓶盖可涂以凡士林,以便密封。

(2)小白鼠体重相差不宜超过 2 g。

【思考题】

(1)β受体阻断药为什么不能治疗变异型心绞痛?

(2)论述β受体阻断药和硝酸甘油联合用药的意义。

【案例】

患者,男,58岁,患有冠心病史5年,近日工作劳累,经常加班,在某次朋友聚会的宴席上,突然出现阵发性胸骨后压迫性疼痛感觉,放射到心前区和左上肢,伴有胸闷、出汗、心慌、面色苍白、恶心、呕吐等症状。其马上含服自备的硝酸甘油,经过休息后好转。

问题:

(1)根据以上的症状,对患者应诊断为什么病? 发生的主要原因是什么?

(2)除用硝酸甘油外,普萘洛尔为什么也能缓解其症状?

【附】

普萘洛尔是β肾上腺素受体阻滞药,可阻断心脏β₁受体,使心率减慢,心肌收缩力减弱,传导速度减慢,心排血量减少,心肌耗氧量下降,血压下降。心率减慢,心舒张时间延长,有利于心外膜血液流向心内膜,使心肌供氧量增多。此外普萘洛尔还可以促进氧自血红蛋白解离,增加心肌及其他组织供氧,促进组织对葡萄糖的摄取和利用,保护线粒体结构和功能,改善心肌代谢。

微课:普萘洛尔抗代谢作用

(钟国乔　赵西梅)

实验八　强心苷对离体蛙心的作用

【实验目的】

学习离体动物心衰模型制作方法,观察强心苷类药物的强心作用和中毒作用,掌握其解救方法。

【实验原理】

通过制备牛蛙的离体心脏,应用毒毛花苷 K(强心苷)来观察药物对心脏功能的影响。

【实验准备】

1.实验对象

实验对象为牛蛙。

2.实验器材和药品

探针、蛙板、手术器械 1 套、蛙心套管、烧杯、滴管、蛙心夹、生理记录仪或电脑记录分析系统、任氏液、低钙任氏液、0.25 g/L 毒毛花苷 K 溶液。

【实验步骤】

(1)取牛蛙 1 只,用探针由枕骨大孔插入,上下捣毁大脑和脊髓,使动物全身瘫痪,仰位固定在蛙板上。

(2)剪去胸部皮肤和胸骨,开胸暴露心脏。用镊子提起心包膜并用眼科剪剪开,结扎右主动脉,在左主动脉下穿一线,打一松结备用。然后在左主动脉向心端剪一 V 形切口,将盛有任氏液的蛙心套管从剪口处插入心脏扎紧松结,并固定在玻璃小钩上,以免心脏向下脱出。

(3)用滴管吸去套管内的血液,以任氏液冲洗 2～3 次,剪断左右主动脉弓,轻轻提起蛙心插管,在心脏背面静脉窦与前后腔静脉之间用线结扎,在线结以下剪断血管,使心脏游离。

(4)立即用滴管除去套管内血液,并以任氏液连续灌洗到无红色为止。

(5)将蛙心套管固定在铁支架上,以一端带长线的蛙心夹夹住心尖,线与换能器(负荷 0.5～1 g)相连。

【观察项目】

记录以下心搏曲线：

(1)开启记录仪或电脑信号记录分析正常曲线。

(2)用低钙任氏液更换蛙心插管内的任氏液的心搏曲线。

(3)加入 0.25 g/L 毒毛花苷 K 溶液后的心搏曲线。

注：密切注意心脏收缩幅度、心率的变化。记录并复制心脏的收缩曲线并注明加药、换液、心率等。

【注意事项】

(1)蛙心套管一定要插入心室，插管时切忌用力过大和插入过深，以免损伤心室肌。

(2)换液时注意切勿使空气进入心脏，给药时应逐渐增加，给完药后用吸管混匀。

(3)左主动脉向心端剪一 V 形切口，切口不宜过大，以进去蛙心套管为宜。

(4)套管内液面随心搏而上下移动，则表示已插入心室。

(5)结扎静脉时，尽可能远离静脉窦(因该处是起搏点所在)。

【思考题】

(1)阐述强心苷类的不良反应。

(2)强心苷治疗心衰的作用机制是什么？

【案例】

患者，女，65 岁，5 年前当地医院诊断为"高血压性心脏病"。经常服用地高辛、氢氯噻嗪和卡托普利治疗，症状缓解后能胜任较轻的家务。近 1 周患者由于感冒，出现心慌、气促、咳嗽、痰中带血丝，呼吸困难、少尿、下肢浮肿、不能平卧。急来医院就诊。

查体：颈静脉舒张，肝肋下 5 cm，肝颈静回流征(＋)，双下肢凹陷性水肿，心率 120 次/分，心尖部可闻及Ⅱ级收缩期杂音，口唇发绀，鼻翼扇动。

诊断：①高血压性心脏病；②急性心功能衰竭。

问题：

(1)说出该病人服用地高辛、氢氯噻嗪和卡托普利治疗高血压性心脏病有效的原因。

（2）患者在应用强心苷期间应注意哪些问题？

（3）强心苷中毒的原因及防治措施是什么？

（4）强心苷与钙剂对心脏功能各有什么影响？在应用强心苷治疗心力衰竭期间合用钙剂是否合适？为什么？

【附】

兴奋收缩偶联是心肌收缩的关键环节，Ca^{2+}量减少会抑制细胞膜除极，故可产生负性肌力作用而导致心力衰竭。

强心苷是一类具有强心作用的苷类化合物，常用的有地高辛、洋地黄毒苷、毛花苷丙和毒毛花苷 K，临床上用于治疗心力衰竭及某些心律失常。强心苷类药物可抑制心肌细胞膜上 Na^+-K^+-ATP 酶，使细胞内 Na^+ 增加，进而调节细胞内外的 Na^+-Ca^{2+} 双向交换，使心肌细胞内 Ca^{2+} 浓度增加，心肌收缩力增强而发挥治疗心衰作用。

微课：强心苷的作用

（钟国乔　张文）

实验九　硫酸镁对小鼠的导泻作用

【实验目的】

观察硫酸镁对肠平滑肌活动的影响，分析其导泻作用机制，进一步熟练小鼠灌胃法，培养学生独立分析问题、解决问题能力，提高综合素质。

【实验原理】

通过用硫酸镁给小白鼠灌胃观察硫酸镁的导泻作用。

【实验准备】

1.实验对象

实验对象为小白鼠。

2.实验器材和药品

小鼠笼、天平、1 mL 注射器、小鼠灌胃管、硫酸镁墨汁溶液(10 mg/mL)、氯化钠墨汁溶液(10 mg/mL)。

【实验步骤】

(1)禁食:在实验前,小白鼠禁食 8～12 小时,但不禁水。

(2)分组:每组取 22～24 g 小白鼠 2 只,编号、称重。

(3)给药:甲鼠组小白鼠以墨汁硫酸镁溶液(10 mg/mL)1 mL 灌胃,乙鼠以墨汁氯化钠溶液(10 mg/mL)1 mL 灌胃,并计时。

(4)40 分钟后,将小白鼠颈椎脱臼处死,立即打开腹腔暴露胃肠,先观察小白鼠的肠蠕动及肠膨胀情况。

(5)用眼科镊子轻轻分离幽门至直肠的肠系膜,并将肠轻轻拉直,用尺子测量墨汁距幽门的距离和幽门至直肠的距离(即全肠长度),求出二者之比。

(6)剪开肠腔,查看 2 组小鼠肠内的粪便性状有何不同?

【观察项目】

记录硫酸镁对小白鼠的导泻作用(见表 3-10)。

表 3-10 硫酸镁对小白鼠的导泻作用结果

鼠号	幽门至墨汁距离/cm	全肠长度/cm	二者之比	肠蠕动情况	肠膨胀情况	粪便性状
甲鼠						
乙鼠						

注:二者之比是幽门至墨汁距离(cm)与全肠长度(cm)的比例。

【注意事项】

(1)每实验组的小鼠的体重越接近越好。

(2)灌胃的药量力求准确,处死小鼠的时间也要准确,以减少条件不同而带来的误差。

(3)实验所用的墨汁也可用卡红。

【思考题】

硫酸镁的导泻机理是什么？用于导泻的药物还有哪些？

【案例】

患者,男,43 岁,患有慢性胆囊炎,应用其他药物疗效不佳,医生给他开了 33%硫酸镁服用,有一天清晨空腹服 20 mL,同时饮了大约 600 mL 水。约过 20 分钟后,感到小腹部隐隐作痛,并伴有肠鸣音,很快排出大量水样便。

问题：

(1)患有慢性胆囊炎患者能否口服硫酸镁？为什么？

(2)该病人排出大量水样便的机制是什么？

【附】

硫酸镁口服不容易被肠道吸收,停留在肠腔内,能够使肠内渗透压增高,阻止肠道内水分的吸收,同时将组织中的水分吸收到肠腔中,使肠容积增大,对肠壁产生刺激,能够反射性地增加肠蠕动,产生导泻作用。

（张文　赵西梅）

实验十　地塞米松的抗炎作用

一、地塞米松对毛细血管通透性的影响

【实验目的】

观察地塞米松对毛细血管通透性的影响,理解糖皮质激素抗炎作用的机制并联系其临床应用。

【实验原理】

利用二甲苯致小白鼠耳郭发生炎症反应,观察地塞米松的抗炎作用。

【实验准备】

1.实验对象

实验对象为小白鼠。

2.实验器材和药品

25 μL 加样器、鼠笼、1 mL 注射器 3 支、3 mg/mL 地塞米松溶液、生理盐水、二甲苯。

【实验步骤】

(1)取小白鼠 2 只,称重编号,标记,乙鼠染色。

(2)甲鼠腹腔注射 3 mg/mL 地塞米松溶液 0.2 mL/10 g,乙鼠(染色)腹腔注射生理盐水 0.2 mL/10 g。

(3)40 分钟后,在 2 只小白鼠的同一侧耳郭上滴 20 μL 二甲苯。

【观察项目】

观察记录 2 只小白鼠耳郭的变化(见表 3-11)。

表 3-11　地塞米松的抗炎作用

鼠号	体重/g	药物及用量	给药途径	结果
甲鼠		地塞米松溶液	腹腔注射	
乙鼠		生理盐水	腹腔注射	

【注意事项】

(1)腹腔注射时针头刺入不宜太深或太近上腹部,以免刺伤内脏。

(2)滴二甲苯时注意一定要均匀滴到小鼠耳郭内外两侧,否则影响实验结果。

(3)注意使用二甲苯时不要弄到手上,如果弄到手上用自来水清洗。

【思考题】

(1)综合实验结果,分析糖皮质激素类药物抗炎作用的机制。

(2)简述糖皮质激素类药物的临床用途。

【案例】

患者,男,因肝癌复发,为行经皮肝动脉灌注栓塞术(TACE)治疗入院。入院后查血常规,血小板(PLT)48×10^9/L,考虑在血小板减少的情况下 TACE 治疗存在出血风险,先予白介素-11升血小板。白介素-11治疗第2天患者出现毛细血管渗漏综合征,临床药师及时诊断,并提出治疗建议:停用白介素-11,羟乙基淀粉增加胶体渗透压,地塞米松改善毛细血管通透性。治疗后,患者症状完全缓解出院。

问题:

(1)地塞米松为什么能解除该患者的毛细血管渗漏综合征?

(2)说出地塞米松对毛细血管通透性的影响。

二、地塞米松对蛋清致大鼠踝关节肿胀的抑制作用

【实验目的】

本实验利用新鲜蛋清致炎的方法,致大鼠踝关节肿胀,通过测定大鼠踝关节的体积,观察炎症的发生及地塞米松的抗炎性渗出作用。

【实验原理】

利用二甲苯致大鼠踝关节肿胀(模拟炎症反应),观察地塞米松的抗炎作用。

【实验准备】

1.实验对象

实验对象为体重 150 g 左右的大鼠。

2.实验器材和药品

大鼠足容积测量器、鼠笼、天平、注射器、5 mg/mL 醋酸地塞米松溶液、生理盐水、鸡蛋清。

【实验步骤】

1.分组

将 24 只大鼠随机分为甲、乙组。

2.量足容积

用磁油分别在大鼠左踝关节上做环形标记,然后接通 MK-500 数字容积器

电源,按开关,显示"0.00",把大鼠左下肢插入测定槽浴液内,使液面与下肢标记线重叠,踏住脚踏开关,此时显示的数字即为大鼠踝关节容积,打印数据。

3.给药

甲组腹腔注射 5 mg/mL 地塞米松溶液(0.5 mL/kg),乙组腹腔注射等容量生理盐水。30 分钟后,两组分别于左踝部位注射大量新鲜蛋清 0.1 mL。

【观察项目】

(1)测定致炎后 15 分钟、30 分钟、45 分钟、60 分钟时的各鼠踝关节容积,以左足致炎前后的容积之差作为踝关节肿胀程度,并计算踝关节肿胀率(%)。

$$踝关节肿胀率 = \frac{致炎后容积 - 致炎前容积}{致炎前容积} \times 100\%$$

(2)将致炎后不同时间踝关节容积变化值及踝关节肿胀率记入表 3-12 中,并进行组间 t 检验。

表 3-12　地塞米松对蛋清致大鼠踝关节肿胀的抑制作用

药物	正常容积 /mL	致炎后容积/mL				踝关节肿胀率/%			
		15 分钟	30 分钟	45 分钟	60 分钟	15 分钟	30 分钟	45 分钟	60 分钟
地塞米松									
生理盐水									

【注意事项】

(1)本实验也可用小鼠。

(2)致炎剂除新鲜蛋清外,尚可用 10 mg/mL 甲醛溶液,100 mg/mL 酵母混悬液或 10 mg/mL 角叉莱胶溶液。

(3)在大鼠左踝关节上做环形标记时,最好一人完成,部位和距离一定要准确。

(4)每次测量前必须补充玻璃管内的水到刻度处,再进行下一次测量。

【思考题】

(1)糖皮质激素的主要药理作用有哪些?

(2)简述长期大量应用糖皮质激素的不良反应。

(3)为什么糖皮质激素用于重症感染性疾病时必须同时使用大剂量有效的抗生素?

【案例】

患者,男,38岁,每天骑摩托车上班,于3年前,每遇到阴天、下雨或受冷后都感到四肢关节疼痛,服用阿司匹林之后,症状有所好转,但仍旧坚持骑摩托车上班。后来其四肢关节疼痛症状越来越严重,特别是踝关节部位明显出现红、肿、热、痛等症状,随后其去医院就诊。

诊断:风湿性关节炎。

问题:

(1)医生为他开了糖皮质激素类药物,可以用吗? 在用时应注意什么问题?

(2)糖皮质激素类药物治疗风湿性关节炎的依据是什么?

【附】

异体蛋白进入机体后可在短时间内引起组织的急性炎症反应,发生炎症的部位明显肿胀、体积增大。肾上腺皮质激素可通过多种方式明显抑制各种致炎因素引起的炎症,从而改善红、肿、热痛等症状。

微课:地塞米松的抗炎作用

(钟国乔　赵西梅)

实验十一　链霉素毒性反应及钙剂的对抗作用

【实验目的】

观察硫酸链霉素引起小鼠肌肉麻痹及氯化钙的对抗作用,引导学生认识药物的两重性。

【实验原理】

对小白鼠腹腔注射中毒剂量的链霉素,观察链霉素的中毒表现以及应用钙剂的解救作用。

【实验准备】

1.实验对象

实验对象为小白鼠(体重 $18\sim22$ g)。

2.实验器材和药品

小鼠笼、天平、1 mL 注射器、62.5 mg/mL 硫酸链霉素溶液、30 mg/mL 氯化钙溶液、生理盐水、苦味酸。

【实验步骤】

1.分组

每组取小白鼠 2 只,编号、称重。

2.给药

甲鼠的左侧腹腔注射生理盐水,右侧腹腔注射 62.5 mL/kg 硫酸链霉素;乙鼠则在左侧腹腔注射 30 mg/mL 氯化钙溶液,而在右侧腹腔注射 62.5 mL/kg 硫酸链霉素,其注射剂量均为 10 mL/kg。

【观察项目】

观察并记录给药后每只小鼠出现反应的时间和症状如呼吸频率、体位等,并计算各组小白鼠的死亡率(见表 3-13)。

表 3-13　链霉素毒性反应及钙剂的对抗作用

鼠号	体重/g	用药	给药途径	出现反应的时间、症状
甲鼠		生理盐水＋链霉素	腹腔注射	
乙鼠		氯化钙＋链霉素	腹腔注射	

【思考题】

(1)链霉素的不良反应有哪些?

(2)氯化钙为什么可以对抗链霉素引起的肌肉麻痹?

【案例】

患者,女,24岁,因咳嗽、咳痰、潮红、乏力半月,到医院就诊被确诊为右上肺结核,空洞形成。给予抗结核治疗,除口服其他抗结核药外,患者做皮肤过敏试验阴性后,肌注链霉素0.75 g;约3天后,患者自感面部肌肉松弛、全身无力、呼吸困难、胸闷、呼吸变慢而表浅,说话吐字不清,急送医院诊治。

问题:

(1)患者出现这些症状的原因是什么?

(2)什么药物可以对抗这些症状?为什么?

【附】

氨基糖苷类抗生素用量过大对神经肌肉接头处有阻断作用,表现为急性肌肉松弛和呼吸麻痹,严重者因呼吸抑制而死亡。此作用可能是药物螯合血液中的 Ca^{2+},使神经末梢乙酰胆碱释放减少所致,因此 Ca^{2+} 可对抗链霉素的这一毒性反应。

微课:链霉素的毒性反应

(钟国乔　赵西梅)

实验十二　有机磷酸酯类中毒与解救

【实验目的】

熟悉有机磷酸酯类中毒的症状,观察阿托品和解磷定对中毒的解救效果,教育学生珍爱生命,尊重生命,激发学生对生命价值与人生态度的思考。

【实验原理】

通过应用敌百虫(有机磷)致家兔中毒来验证阿托品和解磷定对中毒的解救效果。

【实验准备】

1.实验对象

实验对象为家兔 2 只(2.5 kg 左右)。

2.实验器材和药品

家兔固定箱、注射器、小鼠灌胃器、婴儿秤、离心机、10 mg/mL 敌敌畏溶液、1 mg/mL 硫酸阿托品溶液、25 mg/mL 碘解磷定溶液。

【实验步骤】

(1)取家兔 2 只,编号秤重,观察并记录下列生理指标(活动情况、呼吸、瞳孔大小、唾液分泌、大小便、肌张力及有无肌震颤等)。

(2)静脉取血 1 mL 置于提前用肝素预处理的试管中,1500 r/min 离心10 分钟,分离血浆,置于 0 号管中。

(3)用小鼠灌胃器从家兔嘴角灌入敌敌畏溶液 10 mg/kg,密切观察并记录上述各项生理指标的变化。

(4)造模后取血:同步骤(2)。

(5)解救:出现明显中毒症状后,甲兔立即静脉注射硫酸阿托品溶液2 mg/kg,乙兔先后静脉注射碘解磷定溶液 50 mg/kg 和硫酸阿托品溶液2 mg/kg。

【观察项目】

给药过程中和给药后密切观察各项生理指标的变化,并注意给药前后的区别和给药后好转的时间,将实验结果填入表 3-14 中。

表 3-14　阿托品和碘解磷定对敌百虫中毒的解救作用

编号	观察时间	活动情况	呼吸情况	瞳孔大小	唾液分泌	大小便情况	肌张力大小	肌震颤程度
甲	给敌百虫前							
	给敌百虫后							
	给阿托品后							
乙	给敌百虫前							
	给敌百虫后							
	给碘解磷定及阿托品后							

【注意事项】

(1)敌敌畏可通过皮肤吸收,接触后应立即用肥皂水洗干净。

(2)给解救药时动作要快,引起动物死亡。

(3)解救有机磷中毒时,如应用阿托品过量时,可造成阿托品药物中毒,一旦中毒应及时停药,可用毛果芸香碱对抗,但不应选用新斯的明,因新斯的明与有机磷酸酯类都可抑制胆碱酯酶活性,使用新斯的明可造成有机磷酸酯类中毒症状的加重,宜选筒箭毒碱解救。

(4)为预防阿托品中毒,要先应用大量,达到阿托品化量,化量指征:①颜面潮红;②瞳孔扩大;③皮肤干燥;④心率加快;⑤昏迷开始清醒,再给维持。

【思考题】

有机磷酸酯类中毒的机制是什么?

【案例】

患者,女,42岁,在某星期天上午,因孩子学习成绩不佳,又面临着中考,想为孩子请个家教,提升一下学习成绩,然而夫妻两人意见有分歧,发生了争执,谁也不让步,越吵越凶,丈夫一气之下,用力带上门出去。1小时后丈夫回到家,发现妻子有全身出汗、口吐白沫、呕吐、肌肉震颤、谵妄等症状,在送往医院的途中开始昏迷。

查体:血压 80/50 mmHg,瞳孔缩小、对光反射迟钝、结膜充血、流泪、唾液分泌增多、大汗淋漓、呼吸困难、哮喘、心率变慢、恶心、呕吐、腹痛,全身肌束震颤等症状。

诊断：重度有机磷酸酯中毒。

问题：

(1)应用阿托品可以解救以上中毒患者的哪些症状？不能解救有机磷中毒的哪些症状？为什么？

(2)解救有机磷中毒时能否单用阿托品？为什么？常与哪种药物联合应用？

(3)写出有机磷中毒出现以下情况的解救药，并说明原因。

①轻度中毒患者。

②中度或者重度中毒患者。

【附】

敌百虫是一种常用的有机磷酸酯类农药，通过抑制胆碱酯酶，使乙酰胆碱在体内大量堆积，导致 N 样和 M 样症状（急性胆碱能危象）。阿托品和解磷定可分别解除 M 样症状和恢复胆碱酯酶的活性，达到解救目的。

(钟国乔　赵西梅)

实验十三　尼可刹米对呼吸抑制的解救

【实验目的】

观察尼可刹米对吗啡所致呼吸抑制的解救作用，培养学生良好的科研素养。

【实验原理】

用 BL-420N 生物信号采集与处理系统记录家兔的呼吸，观察家兔的正常呼吸，应用吗啡和尼可刹米对其呼吸的影响。

【实验准备】

1.实验对象

实验对象为家兔。

2.实验器材和药品

兔固定器、磅秤、铁支架、双凹夹、呼吸流量换能器、BL-420N 生物信号采集与处理系统、鼻插管、5 mL 及 10 mL 注射器、胶布、酒精棉球、1％盐酸吗啡溶液、5％尼可刹米溶液、液体石蜡。

【实验步骤】

1.取家兔 1 只,称重,置于固定器内。

2.鼻插管一端涂以液状石蜡后,插入兔的一侧鼻孔,另一端连接呼吸流量换能器,换能器与 BL-420N 生物信号采集与处理系统连接。

【观察项目】

(1)记录正常的呼吸波形。

(2)由耳静脉注射 1％盐酸吗啡溶液 1～2 mL/kg,观察呼吸频率及幅度,记录呼吸波形。

(3)待频率极度减慢、幅度显著降低时,立即由耳静脉缓慢注射 5％尼可刹米溶液 1 mL/kg,至呼吸恢复为止,记录呼吸波形。

【注意事项】

(1)尼可刹米应事先准备好,当出现呼吸明显抑制时立即注射,但注射速度不宜过快,否则容易引起惊厥。

(2)注射吗啡的速度应根据呼吸抑制情况调节,一般宜先快后慢。

【思考题】

(1)分析吗啡可以治疗心源性哮喘的原因。

(2)应用尼可刹米时应注意的问题有哪些?

【案例】

某戒毒所刚收入一位前来戒毒的 39 岁男性病人,突然出现烦躁不安、流涕、出汗、流泪、恶心、呕吐、四肢震颤、呼吸困难、全身酸痛等症状。查体发现痛苦面容、测量血压下降,听诊呼吸极弱(3～4 次/分),瞳孔检查小似针尖大小。

诊断:吗啡吸毒成瘾引起呼吸抑制。

问题:

(1)吗啡中毒引起呼吸抑制的机制是什么? 尼可刹米解救的机制是什么?

（2）除了尼可刹米之外还有何药能解救吗啡中毒？

【附】

治疗剂量的吗啡使呼吸频率碱慢,潮气量减小,明显降低呼吸中枢对二氧化碳的敏感性,也抑制脑桥呼吸调整中枢。呼吸抑制是吗啡急性中毒致死的主要原因。

尼可刹米选择性地兴奋延髓呼吸中枢,使呼吸加深加快,也可作用于颈动脉体和主动脉体化学感受器反射性地兴奋呼吸中枢,提高呼吸中枢对二氧化碳的敏感性。对血管运动中枢有微弱兴奋作用。适用于中枢性呼吸及循环衰竭、中枢抑制药物中毒的解救。

（赵西梅　张文）

实验十四　药物对四氯化碳诱发小鼠急性肝损伤的保护作用

【实验目的】

学习利用四氯化碳造成肝损伤的方法,通过制备肝损伤模型观察药物对肝损伤的保护作用。

【实验原理】

应用四氯化碳致小白鼠的肝脏损害(实验性肝损伤模型)以及联苯双酯对四氯化碳诱发的肝损伤的保护作用。

【实验准备】

1.实验对象

实验对象为小白鼠。

2.实验器材和药品

可见分光光度计、恒温水浴、离心机、鼠笼、天平、注射器、一次性塑料试管、玻璃试管、0.1～1 mL 可调移液器、5 mL 玻璃加样器、眼科镊、试管架、计算器、15 mg/mL 联苯双酯、四氯化碳、ALT 和 AST 测定试剂盒、食用油。

【实验步骤】

1.分组

取 45 只小白鼠称重,随机分为甲、乙、丙 3 组,每组 15 只。

2.给药

(1)甲组小鼠灌服 15 mg/mL 联苯双酯生理盐水溶液 20 mL/kg,乙、丙组小鼠灌服等容量的生理盐水,每天 1 次,连续 8 天。

(2)在末次给药前 20 小时,甲、乙组小鼠均皮下注射 0.75%(体积分数)四氯化碳油溶液 10 mL/kg。

3.取血

在末次给药后 1 小时,分别摘眼球取血 1～1.5 mL,置试管中。

3.离心

将试管配平后,对应放入离心套管中,以 3500 r/min 离心 10 分钟,停转后小心取出试管。

4.取血清

用移液器轻轻吸取上清(血清),转移置于对应的试管中。

【观察项目】

1.比色法测定小鼠血清中谷丙氨酸氨基转移酶(ALT)和天冬氨酸氨基转移酶(AST)含量

(1)ALT 测试步骤见表 3-15。

表 3-15　ALT 测试步骤

加入物	测定管	对照管
血清/ mL	0.1	
ALT 基质液(37 ℃预热 5 分钟)/mL	0.5	0.5
混匀后,37 ℃水浴 30 分钟		
2,4-二硝基苯肼液/mL	0.5	0.5
混匀后 37 ℃水浴 20 分钟		
0.4 mol/L 氢氧化钠液/mL	5.0	5.0

室温放置 10 分钟,505 nm 蒸馏水调零,测定各管吸光度,用测定管吸光度减去对照管吸光度之差,查标准曲线,求出相应的 ALT 活力单位。

（2）AST 测试步骤见表 3-16。

表 3-16　AST 测试步骤

加入物	测定管	对照管
血清/mL	0.1	0.5
AST 基质液(37 ℃预热 5 分钟)/mL	0.5	0.5
混匀后,37 ℃水浴 30 分钟		
2,4-二硝基苯肼液/mL	0.5	0.5
混匀后,37 ℃水浴 20 分钟		
0.4 mol/L 氢氧化钠液/mL	5.0	5.0

　　室温放置 10 分钟,505 nm 蒸馏水调零,测定各管吸光度,用测定管吸光度减去对照管吸光度之差,查标准曲线,求出相应的 AST 活力单位。

　　将所求出的 ALT 和 AST 活力单位填入表 3-17 中,并进行组间 t 检验。

表 3-17　药物对四氯化碳致小鼠肝损伤的保护作用

组别	ALT		AST	
	吸光度之差	活力单位	吸光度之差	活力单位
生理盐水组				
四氯化碳损伤组				
联苯双酯组				

【注意事项】

　　（1）本实验也可用大鼠。

　　（2）在测试 ALT 和 AST 时,为节省试剂也可将样品和各种试剂减半进行测定。

　　（3）四氯化碳致肝损伤所用浓度一般为 0.5%～1%,用量为 10 mL/kg,过高或过低均可影响实验结果,故在使用新的四氯化碳时,最好要先预试用量,再进行正式实验。

　　（4）样品和试剂一定要准确量取。

　　ALT 标准曲线见表 3-18。

表 3-18　ALT 标准曲线

加入物	0	1	2	3	4	5
0.1 mol/L 磷酸缓冲液/mL	0.10	0.10	0.10	0.10	0.10	0.10
2 μmol/L 丙酮酸标准液/mL	0	0.05	0.10	0.15	0.20	0.25
ALT 基质缓冲液/mL	0.50	0.45	0.40	0.35	0.30	0.25
2,4-二硝基苯肼液/mL	0.50	0.50	0.50	0.50	0.50	0.50
混匀后,37 ℃水浴 30 分钟						
0.4 mol/L 氢氧化钠液/mL	5	5	5	5	5	5
相当于酶活力卡门氏单位	0	28	57	97	150	200

室温放置 10 分钟,505 nm 蒸馏水调零,测定各吸光度。以各管吸光度减去零管吸光度,所得差值为纵坐标,相应的卡门氏单位为横坐标,作坐标图。

AST 标准曲线见表 3-19。

表 3-19　AST 标准曲线

加入物	0	1	2	3	4
0.1 mol/L 磷酸缓冲液/mL	0.10	0.10	0.10	0.10	0.10
2 μmol/L 丙酮酸标准液/mL	0	0.05	0.10	0.15	0.20
AST 基质缓冲液/mL	0.50	0.45	0.40	0.35	0.30
	0	1	2	3	4
2,4-二硝基苯肼液/mL	0.50	0.50	0.50	0.50	0.50
混匀后,37 ℃水浴 30 分钟					
0.4 mol/L 氢氧化钠液/mL	5	5	5	5	5
相当于酶活力卡门氏单位	0	24	61	114	190

室温放置 10 分钟,505 nm 蒸馏水调零,测定各吸光度。以各管吸光度减去零管吸光度,所得差值为纵坐标,相应的卡门氏单位为横坐标,作坐标图。

【思考题】

(1)还有哪些原因会引起肝损伤?

(2)判断肝损伤的指标有哪些?

【案例】

患者,男,36 岁,无烟酒嗜好。某天,患者等 3 人在一个只有 10 m³,通风不良的房间内,而且无任何防护措施,用棉纱浸沾四氯化碳 1 000 mL 清洗机件油污。3 小时后,自感肢体发凉疲乏并有呼吸道刺激症状,误为"上感",注射庆大霉素后仍坚持工作。9 天后,患者又在锅炉房内和其他人一起再次用四氯化碳清洗灭火器 29 个。次日,患者出现右上腹局部胀痛、恶心、呕吐、极度疲乏、精神萎靡、失眠、多疑等症状,急查肝功,ALT 500 U,于 11 月 5 日住院治疗。

查体:巩膜轻度黄疸,肝肿大,无蜘蛛痣及肝掌,各型肝炎病毒免疫学检查阴性,AST、ALT 水平显著升高。

诊断:四氯化碳性肝损伤。

问题:

(1)应用什么药物对肝损伤进行处理?

(2)可以采用什么动物模型复制肝损伤并观察药物作用?

(3)如何进行保肝药物筛选?

【附】

四氯化碳是一种有机化合物,对人体肝脏有较强的毒性。其引起肝脏损害的机制系四氯化碳在肝细胞内质网中经肝微粒体内依赖于细胞色素 P450 的混合功能氧化酶激活后产生了自由基 CCl_3^- 及 Cl^-,这些自由基可与肝细胞内大分子发生共价结合,攻击膜不饱和脂质,引起脂质过氧化。此外,CCl_3^- 及 Cl^- 还可导致微粒体钙泵活性降低,导致胞浆 Ca^{2+} 升高,细胞内钙稳态遭到破坏,使肝细胞受到损伤,从而引起细胞代谢紊乱甚至死亡。其表现为肝细胞发生水肿样变、嗜酸性变或嗜酸性小体,脂肪积聚,甚至肝细胞坏死,在坏死灶周围有炎细胞浸润,同时伴有血清转氨酶升高 ALT 和 AST 升高,因此可作为一种实验性肝损伤模型。联苯双酯对四氯化碳诱发的肝损伤有较好的保护作用。

(钟国乔　赵西梅)

实验十五　药物对凝血时间的影响

【实验目的】

比较几种抗凝血药物的作用特点,分析各药的作用机制。

【实验原理】

从家兔颈总动脉取血并分别放入 4 个试管内,分别加入 4 种不同药,观察并对比其抗凝血特点。

【实验准备】

1.实验对象

实验对象为家兔。

2.实验器材和药品

手术台、注射器、试管架、试管、恒温水浴、秒表、加样器、动脉夹、手术器械、纱布、绳带、记号笔、1 mg/mL 双香豆素溶液、40 mg/mL 枸橼酸钠溶液、125 U/mL 肝素溶液、生理盐水、50mg/mL 草酸钾溶液、3mg/mL 氯化钙溶液、10 mg/mL 氯化钙溶液、30 mg/mL 戊巴比妥钠溶液。

【实验内容】

1.标记

取试管 4 支,分别用记号笔标记为 1、2、3、4。

2.加药

每个试管中加入的药量均为 0.25 mL,其中 1 号管加入生理盐水,2 号管加入 1 mg/mL 双香豆素溶液,3 号管加入 40 mg/mL 枸橼酸钠溶液,4 号管加入 125 U/mL 肝素溶液。

3.取血

(1)麻醉动物:将家兔称重,用 30 mg/mL 戊巴比妥钠溶液静脉注射 30 mg/kg,待家兔翻正反射、疼痛反射消失,眨眼反射减弱后,停止麻醉。

(2)手术:将家兔仰卧固定于手术台上,剪去颈部毛发,正中切一约 3 cm 的切口,分离颈部肌肉,暴露一侧颈总动脉,穿两根线,在颈总动脉的远心端结扎,近心端用动脉夹夹闭,备用。

(3)取血:先用 5 mL 注射器抽取(或大试管中)加入 50mg/mL 草酸钾溶液 0.1 mL,并将其草酸钾均匀涂于注射器的管壁(丢弃多余的草酸钾)。然后在动脉夹和远心端结扎线之间用眼科剪剪一 V 形口,插入与注射器相连的塑料管,打开动脉夹,抽取 5 mL 血液,夹闭动脉夹,抽出注射器,轻轻倒转注射器,使之与草酸钾混匀。

(4)迅速并分别向 1、2、3、4 号试管中加入血液 1 mL,同时每个试管中再加入 3 mg/mL 氯化钙溶液 0.1 mL,混匀后立即放入 37 ℃恒温水浴中,同时开启秒表记录时间。

4.观察

每隔 30 s 将各个试管轻轻倾斜 1 次,以倾斜时血液不再流动时作为该管的凝血时间。如果"3""4"两管在 20 分钟内不出现凝血,则再向"3""4"两管中加入 10 mg/mL 氯化钙溶液 0.2 mL,混匀后依上述方法继续观察凝血时间,直至"3"号管出现凝血为止。

【观察项目】

汇集各组实验结果填入表 3-20。

表 3-20 药物对家兔凝血时间的影响

药物	凝血时间
双香豆素	
肝 素	
枸橼酸钠	
生理盐水	

【注意事项】

(1)取血的方法也可以改用心脏取血法,但取血技术要熟练,否则的话不但血液取不出来,反而易造成心脏出血引起动物死亡。

(2)取血的时候动作一定要快,否则容易凝血,影响实验结果。

(3)实验用试管的管径和管壁的厚度要均匀,否则受热不均匀影响凝血时间。

【思考题】

(1)在实验中双香豆素为什么没有抗凝血作用？

(2)枸橼酸钠的抗凝作用与钙离子有何关系？

(3)实验中所用的3种抗凝血药的作用有何不同,为什么？

【案例】

患者,男,72岁,长时间患有高血压,冠状动脉供血不足,于10年前在当地医院诊断为冠心病。一天早晨患者锻炼后回家正要准备吃饭,突然感到全身疲乏无力,接着左侧上下肢不能活动,语言不清,急送医院。

查体:血压170/105 mmHg,神志清楚,左侧鼻唇沟浅,伸舌偏左,左侧痛觉减退,头颅CT显示正常,磁共振显示局部病灶。

诊断为:①原发性高血压病;②脑血栓病。

问题:

(1)患者此刻最需要应用的抗凝血药是哪种？ 为什么？

(2)根据所学过的药理知识,你能提出一个对该患者的治疗方案吗？

(3)根据药物的作用机制,可以把抗凝血药分为几类？

【附】

肝素中含有的大量硫酸根带大量负电荷,可与抗凝血酶Ⅲ分子上正电荷的赖氨酸相结合,使抗凝血酶Ⅲ构象改变,活性增加,灭活血凝酶等凝血因子而产生抗凝作用,枸橼酸钠的枸橼酸根离子与Ca^{2+}形成难解离的可溶性络合物,从而降低血中Ca^{2+}浓度,使凝血过程受阻而产生抗凝作用。双香豆素影响凝血因子Ⅱ、Ⅶ、Ⅸ、Ⅹ的合成,发挥抗凝作用。

(钟国乔　赵西梅)

实验十六　缩宫素与麦角新碱对离体子宫的作用

【实验目的】

观察垂体后叶素与麦角新碱对子宫平滑肌的作用。

【实验原理】

用未孕豚鼠或小白鼠的离体子宫平滑肌,通过子宫平滑肌实验装置的描记曲线,观察垂体后叶素和麦角新碱对子宫平滑肌的影响。

【实验准备】

1.实验对象

实验对象为未孕雌性豚鼠或小白鼠。

2.实验器材和药品

手术剪、眼科剪、眼科镊、子宫平滑肌实验装置、细线、垂体后叶素注射液5 U/mL、麦角新碱注射液(0.2 mg/mL)。

【实验内容】

(1)实验前 48 小时给豚鼠或小白鼠肌注己烯雌酚注射液(2 mg/mL)0.2 mL/只,使其处于动情前期或动情期。

(2)取小白鼠 1 只,颈椎脱臼致死(豚鼠击头部致死)剪开腹部,找出子宫轻轻剥离,然后将两侧子宫角分别用线结扎,取出悬挂于麦氏浴皿内。

(3)连接描记正常曲线。

(4)将下列药液分别注入麦氏浴皿内,观察子宫对药物的反应,给药顺序:①垂体后叶素注射液 5 U/kg,1 滴(5 号针头)。②麦角新碱注射液 0.5 mg/kg,1～2 滴(5 号针头)。

(5)结果记录:根据描记曲线,比较分析正常曲线情况,与注入垂体后叶素及注入麦角新碱后描记曲线的不同特点。

【观察项目】

(1)正常子宫平滑肌活动曲线。

(2)注入垂体后叶素后的曲线。

(3)注入麦角新碱后的曲线。

【注意事项】

(1)每次用药后,待药效明显时即更换麦氏液,反复冲洗几次,待收缩曲线正常时再给下一种药。

(2)温度严格控制在 38～39 ℃。

(3)垂体后叶素是含缩宫素和抗利尿激素 2 种成分的药,本实验也可单用缩宫素。

【思考题】

缩宫素和麦角新碱对子宫平滑肌兴奋作用的特点是什么？各用于什么病人？

【案例】

患者为产妇,28 岁。第一胎,现孕 40＋1 周,间歇性腹痛 8 小时,增强 3 小时,伴有阴道少量出血,急送医院就诊。

查体:双下肢有轻度指凹性水肿,血压120/80 mmHg。

产科检查:胎儿头位,胎心 142 次/分,宫缩时间 16～20 s,间隔时间 7～9 分钟,强度稍弱,产道正常、头盆相称。留在待产室观察 7 小时宫口开全,让其自然分娩。头先露时,让患者用力时,宫缩乏力,为了不延长产程,准备给其产妇用子宫收缩药,协助胎儿尽快娩出。

诊断:足月妊娠。

问题:

(1)医生应该为该患者应用哪种药催产？为什么？

(2)孕妇禁止用哪种药催产？为什么？

【附】

垂体后叶素内含有缩宫素,缩宫素作用于子宫平滑肌上面的缩宫素受体,加强子宫平滑肌收缩。其作用特点:①与剂量有关:小剂量缩宫素(2～5 U)引起子宫平滑肌节律性收缩,收缩性质和正常分娩相似,对子宫底部肌肉产生节律性收缩,又使子宫颈平滑肌松弛,以促进胎儿顺利娩出。大剂量缩宫素(5～10 U)可引起子宫强直性收缩,不利于胎儿分娩。②与激素的水平有关:雌激素可增加子宫平滑肌对缩宫素的敏感性,孕激素则相反;妊娠早期,子宫敏感性低,随着妊娠天数的增加,敏感性逐渐增高,临产时子宫最敏感,有利于胎儿娩。此时只需小剂量缩宫素即可达到引产、催产的目的。

麦角新碱:对子宫兴奋作用强大而持久,剂量稍大即可引起子宫强直性收缩。对子宫体和子宫颈的兴奋作用无明显差别,不利于胎儿娩出,不宜用于催产或引产,只能用于产后或其他原因引起的子宫出血。

(钟国乔　张文)

第四章　病理生理学基本实验

实验一　淤血性水肿

【实验目的】

(1)了解毛细血管血压升高及淋巴回流受阻在水肿发生上的意义。

(2)掌握股静脉的分离技术。

(3)培养学生良好的科研素质。

【实验原理】

水肿是组织间隙或体腔中液体积聚过多的一个病理过程,影响水肿发生的因素主要有:①毛细血管血压升高;②淋巴回流受阻;③微血管通透性增加;④血液胶体渗透压降低等诸多因素。以上各因素的失衡,均可导致血管内外液体交换失衡,从而导致水肿。

【实验材料】

1.实验对象

实验对象为大白鼠。

2.实验器材和药品

常用手术器械、大白鼠固定器、纱布、棉球、真空干燥器、缝合针、粗线绳、乙醚。

【实验步骤】

(1)取大白鼠 1 只,放入干燥器内用乙醚棉球麻醉。

(2)将麻醉的大白鼠仰卧固定于大白鼠固定器上,用乙醚棉球维持其麻醉,测量两侧后肢腿围。

(3)剪去一侧腹股沟处的毛,切开皮肤,找出股静脉,在其上端用细线结扎,然后缝合皮肤。

(4)用粗线绳将另一侧后肢根部扎紧。

【观察项目】

1～2 小时后,观察两后肢有何不同,测量两侧腿围,对实验结果进行分析。

【注意事项】

(1)麻醉大白鼠时,一定要注意大白鼠的呼吸状况,一般大白鼠呼吸频率达到 60 次/分即可。

(2)在测量大白鼠腿围时,实验前后一定要在同一位置。

【思考题】

(1)股静脉结扎侧和腿根部全部结扎侧后肢会怎样改变?为什么?

(2)哪些因素可导致水肿发生?机体通过什么方式对水肿进行代偿?

(3)结扎股静脉侧后肢 24 小时后,腿围可能会发生怎样的变化?为什么?

【案例】

患者,女,34 岁,因右侧上肢明显肿胀 1 周就诊。1 年前,该病人行右侧乳腺癌改良根治术,半年来出现轻微上肢肿胀,干活久了有肿胀感。最近 1 周以来患者感到劳累,肿胀感加剧。

查体:生命体征平稳,经查无乳腺癌复发迹象,心肺腹无异常,右侧上肢比左侧上肢臂围大 2 cm,皮肤皱纹变浅,余未见明显异常。

问题:结合病理生理学知识,分析该女性右侧上肢肿胀的主要机制是什么?

(李瑞峰　万小娟)

实验二　中毒性肺水肿

【实验目的】

(1)观察中毒性肺水肿时,呼吸机能及肺形态的变化。

(2)学会暴露、剥离及观察肺的方法。

【实验原理】

氯气是一种毒性很强的气体,氯气与体内水分发生反应生成次氯酸和盐酸,次氯酸再分解为新生态氯、氧和氯酸。当氯气吸入后,即可与黏膜及呼吸道的水作用形成氯化氢和新生态氧。氯化氢可使上呼吸道黏膜炎性水肿、充血和坏死。新生态氧对组织具有强烈的氧化作用,并可形成具有细胞原浆毒作用的臭氧。氯气吸入肺组织后,可使细支气管及肺泡受损,直接损伤肺泡膜和肺泡毛细血管壁,增加毛细血管壁通透性,致使肺组织发生肺水肿和中毒性肺炎。

【实验材料】

1.实验对象

实验对象为小白鼠。

2.实验器材和药品

氯气产生装置、天平、小剪刀、镊子、吸水纸、线、酒精灯、火柴、蛙板、三角烧瓶、广口瓶、重铬酸钾、浓盐酸。

【实验步骤】

(1)取小白鼠1只,称重,观察呼吸频率、深度、节律和活动等一般情况。

(2)将小白鼠放入广口瓶中,将甲夹(见图4-1)开放一半,乙夹全部打开通入氯气。

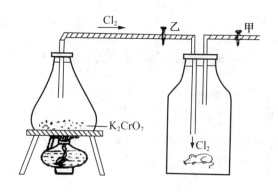

图 4-1　氯气产气装置

氯气产生装置:三角烧瓶内加入重铬酸钾 1 g,再用移液管取浓盐酸 3～5 mL加入三角烧瓶,酒精灯加热三角烧瓶内重铬酸钾和浓盐酸,微热即可产生氯气:

$$K_2Cr_2O_7 + 14HCl \rightleftharpoons 3Cl_2\uparrow + 2KCl + 2CrCl_3 + 7H_2O$$

(3)待瓶中出现微黄色云雾状气体时,立即停止加热,让小白鼠缓缓吸入氯气,密切观察小鼠的呼吸频率、深度、节律和口唇、末梢皮肤颜色以及活动等一般情况。3～5 分钟后再次加热浓盐酸和重铬酸钾,产生大量气体,观察小白鼠的呼吸频率、深度、节律和口唇、末梢皮肤颜色及活动等一般情况的变化。

(4)动物死亡后,关闭乙夹,在通风橱内打开广口瓶,将残余气体排出。然后将其取出,小心剪开胸壁,暴露气管,用线结扎住气管下端,在结扎线以上剪断气管,小心分离周围组织及心脏,取出肺,观察肺形态改变,滤纸轻轻吸去肺组织表面血液后称其重量,计算肺系数(肺系数＝肺重/体重),切开肺组织,观察小白鼠肺切面的变化。

(5)取正常小白鼠 1 只,颈椎脱臼处死,按同样方法取出肺,计算正常小白鼠的肺系数(参考:正常小白鼠肺系数在 0.0094 左右),与吸入氯气的小白鼠肺进行对比。

【注意事项】

(1)残余的氯气要在通风橱内进行处理,尽量避免污染室内空气。

(2)氯气产生较慢时,可以用酒精灯稍加热,切勿温度过高,以免动物在短时间内吸入大量气体,死亡太快而来不及观察。

【思考题】

(1)哪些因素可引起微血管壁通透性增高？微血管壁通透性增高如何导致水肿发生？

(2)氯气中毒性肺水肿与淤血性肺水肿发生机制有何不同？

【案例】

某村造纸厂，采用被淘汰的氯气漂白纸浆生产工艺，某工人发现液氯罐阀门漏气，处理错误，导致漏气严重，迅速弥散。次日晨起，附近村民出现流泪，干咳，眼结膜、鼻结膜和咽部充血，其中 7 位村民表现为胸部的紧缩感、气促、胸闷，且逐渐出现呼吸频率的增快、刺激性咳嗽、气急、头晕、恶心症状逐渐加重、咳大量血性的粉红色泡沫样痰。紧急送诊，经积极救治后，1 人抢救无效死亡，其余村民康复出院。

问题：

(1)结合病理生理学知识，讨论此 7 位村民可能发生了哪种病理过程？

(2)此病理过程的发病机制是什么？

(李瑞峰　万小娟)

实验三　高钾血症对心电活动的影响

【实验目的】

(1)学习复制家兔高钾血症的动物模型。

(2)了解动物高钾血症时心电图变化的特征，并设计抢救和治疗方案。

(3)观察高血钾致死量对心脏的影响。

(4)通过病理生理学的实验教学，使课堂成为知识传授、能力培养与价值引领的综合课堂。

【实验原理】

高钾血症对机体的主要危险是当血钾离子浓度急剧增高时，心肌传导性降低引起传导缓慢，易导致传导阻滞；同时有效不应期缩短，可致单向阻滞，引起兴奋折返,进而引起心室纤维颤动等类型的心律失常。严重高钾血症可因重度传导阻滞或心肌兴奋性消失而引起心搏停止。

【实验材料】

1.实验对象

实验对象为家兔。

2.实验器材和药品

哺乳动物实验手术器械、静脉输液装置(输液器、输液瓶、输液架、输液筐、输液头皮针)、医用胶布、兔手术台、电磁流量计、分规、注射器(2 mL 3 个、10 mL 2 个、20 mL 1 个)及针头(包括 4 个金属针头)、五芯心电图导联线、塑料动脉插管、动脉夹、BL-420N 生物信号采集与处理系统、20%氨基甲酸乙酯溶液、0.5%~1%肝素生理盐水、0.9% NaCl 溶液、3% KCL 溶液、5% NaHCO$_3$溶液、10% CaCl$_2$溶液、50%葡萄糖溶液、胰岛素、EOS890/plus 自动临床生化及免疫分析仪。

【实验步骤】

(1)麻醉和固定:取家兔称重,由耳缘静脉插入输液头皮针,用 20%氨基甲酸乙酯溶液(5 mL/kg)进行全身麻醉,用胶布固定输液头皮针,连接输液装置,持续缓慢输注 0.9% NaCl 溶液,保持输液通畅,以防血液凝固,并将动物仰卧固定于兔手术台上。

(2)颈部手术:颈部正中切口(5~7 cm),暴露气管,在甲状软骨下约 1 cm处做"⊥"形切口,插入气管插管、固定。

(3)颈外静脉插管:分离一侧颈外静脉,远心端及近心端各穿一根丝线,将远心端结扎,近心端用动脉夹夹闭。在结扎处的近心端剪一斜口,向心脏方向插入已注满肝素生理盐水的塑料插管。进入约 2 cm,将血管及插管结扎牢固,并在结扎线的上方打结固定,以防滑脱,保持塑料插管与颈外静脉在同一直线上,然后用胶布将塑料插管固定在手术台上。

(4)开机,进入 BL-420N 生物信号采集与处理系统。

(5)在 ECG 输入接口上连接好心电引导电极。

(6)在监视状态下,通道选择 1 通道,选择"全导联动物心电";2 通道选择"张力",依次进行每个实验项目。

(7)将动物与心电图连接:先将 4 个金属针头分别插入四肢的皮下,然后将与导线相连的鳄鱼夹固定在金属针头上,连接对应关系为:左上肢接黄线,左下肢接绿线,右下肢接黑线(此线为地线),右前肢接红线,白线为胸导联线,可选择性记录标Ⅰ、Ⅱ、Ⅲ和 aVR、aVL 及 aVF 不同肢体导联的心电图。

(8)呼吸:将连接张力换能器上的蛙心夹夹住剑突下皮肤,调整合适张力,记录呼吸曲线。

(9)进入"记录状态",此时计算机开始将信号记录在硬盘上。

(10)实验资料整理:选择"资料重现",在屏幕上找到本次实验的文件名并打开,至要打印的曲线时,选"暂停",再选"打印","所有通道打印",便可以选择性打印。

(11)调整相关参数:放大倍数为 1 000,时间常数为 0.01 s,滤波为 30 Hz,扫描速度为 250 mm/s。

(12)打印一段正常的心电图,取下心电图纸,辨认 P 波、QRS 波群、T 波、PR 间期、ST 段和 Q-T 间期。

(13)心电图波幅与时间的测量:常规心电图记录纸上横坐标表示时间,每一代表 0.04 s;纵坐标表示电压,每一小格代表 0.1 mV,用分规量取心电图各波的幅值和各间期时间。

(14)心率的测定:测量 5 个以上 R-R 间期时间,求其平均值,就是每个心动周期的时程,按下面公式求出心率:心率=60/R-R 间期(次/分)。

(15)心律的分析:心律的分析包括主导心律的判定,心律是否规则整齐和有无异位节律。

(16)P-R 间期和 Q-T 间期的测量:P-R 间期是指从 P 波起始点至 QRS 波群起始点之间的时间,又称为 P-Q 间期,主要反映房室传导时间。Q-T 间期是指从 QRS 波群起始点至 T 波终点之间的距离,代表从心室开始兴奋除极到完全复极所需时间。测量时应选择一个 T 波较高,而且 QRS 波群起始点较明确的导联。Q-T 间期的值与心率关系密切。

【观察项目】

(1)观察正常心电图、呼吸曲线。

(2)自耳缘静脉缓慢注入 3% KCl,滴速小于 16 滴/分,直至出现高血钾症的心电图改变。

(3)观察到高钾血症的心电图改变后,分组采用下列一种抢救方法,观察各指标变化:①自耳缘静脉缓慢注入 5% NaHCO₃溶液 6~10 mL(输入碱性溶液有利于钾离子从细胞外移入细胞内,从而使血钾离子浓度降低;钠离子具有对抗钾离子对心肌的作用,可以增加细胞的兴奋性使心率加快)。②自耳缘静脉缓慢注入 10％ $CaCl_2$ 溶液 1～2 mL(钙对钾具有拮抗作用,所以缓慢静脉注射氯化钙有利于心电的恢复,但对血钾浓度无影响)。③自耳缘静脉缓慢注入 50％葡萄糖 20 mL 加胰岛素 4 U(注射葡萄糖和胰岛素后,由于糖原合成增多,钾离子从细胞外移入细胞内,从而使血钾降低)。

【注意事项】

(1)注射氨基甲酸乙酯时要注意速度先快后慢,边注射边观察家兔呼吸心跳变化。

(2)动物对注入氯化钾的耐受性有个体差异,有的动物需注入较多量的氯化钾才出现异常心电图表现。

(3)输注氯化钾溶液时,应密切观察心电图波形的变化,防止血钾过高导致心脏骤停,动物死亡。

【思考题】

(1)高血钾对心脏的毒性作用及其机制?

(2)氯化钙和碳酸氢钠对抗高钾心脏毒性的原理?

【案例】

患者,女性,45 岁,因大面积烧伤入院。

查体:头面及胸腹部烧伤严重,Ⅲ度占 60％,严重累及呼吸道。经积极处理,患者病情比较稳定,入院 1 月后,创面感染,血细菌培养阳性,体温(T)39℃;血压(BP)下降,达 70/50 mmHg;尿量 400 mL/d,pH 值 7.088;血碳酸氢根(HCO_3^-)9.8 mmol/L,动脉血二氧化碳分压($PaCO_2$)33.4 mmHg,K^+ 6.8 mmol/L,Na^+ 132 mmol/L,Cl^- 102 mmol/L。

心电图显示:P 波压低,T 波高尖,QRS 波间期增宽。经积极救治后,病情仍无好转,5 天后突发心搏骤停,抢救无效后死亡。

问题:

(1)结合本病例,该患者血钾增高的原因有哪些?

(2)高钾血症对心肌的电生理影响有哪些?

(李瑞峰　万小娟)

实验四　缺氧

【实验目的】

(1)通过在动物身上复制低张性缺氧、血液性缺氧和组织性缺氧的动物模型,了解缺氧的分类。

(2)观察不同类型缺氧对呼吸的影响和血液颜色的变化,了解不同类型缺氧的特点以及条件因素在缺氧发病中的重要性。

(3)实验中强化学生的安全意识及环境保护意识。

【实验原理】

缺氧按其发病原因可分为低张性缺氧、血液性缺氧、循环性缺氧和组织性缺氧。低张性缺氧的常见原因是大气中氧分压过低和外呼吸功能障碍。血液性缺氧主要是由于血红蛋白数量减少或性质改变,而使血液带氧能力下降,导致组织缺氧。循环性缺氧指组织血流量减少使组织氧供应减少所引起的缺氧,又称为低动力性缺氧。组织性缺氧的主要原因是组织中毒和某些维生素缺乏造成的组织用氧障碍。

【实验材料】

1.实验对象

实验对象为初生及成年小白鼠。

2.实验器材和药品

啮齿类动物手术器械、1 mL 注射器、5 mL 注射器、天平、蛙板、吸管、线、塑料杯、量筒、小白鼠乏氧瓶、低气压实验装置(真空干燥器、抽气器水银、刻度玻管、铁架台、蝶形夹、凡士林)、一氧化碳(CO)中毒装置(CO、10％ NaOH 溶液、CO 橡皮囊、广口瓶、螺旋夹)、5％亚硝酸钠、1％亚甲蓝溶液、0.04％氰化钾溶液、1％咖啡因溶液、0.25％氯丙嗪溶液、钠石灰、碎冰块、生理盐水、蒸馏水。

【实验步骤】

1.低气压的致病作用

(1)用 2 根橡皮管将真空干燥器分别与抽气机和水银检压计相连。在真空干燥器盖的边缘上涂一薄层凡士林,使加盖后外缘能完全密闭。

(2)取初生及成年小白鼠各 1 只,放入真空干燥器内,观察、记录小白鼠的一般活动情况、呼吸深度和频率及末梢部位(耳、唇、尾、脚掌)皮肤颜色。

(3)开动抽气机,使气压逐渐降至 507 mmHg(相当于海拔 3 000 m 高度),停止抽气,保持 3~5 分钟,观察上述指标,然后放开橡皮管上的螺旋夹,使气压恢复正常。而后再开动抽气机,使气压分别逐渐降至 270 mmHg(相当于海拔 8 000 m 高度)、150 mmHg(相当于海拔 10 000 m 高度),重复上述步骤,注意观察两只小白鼠有何不同并记录(见表 4-1)。

表 4-1　低张性缺氧的表现及不同年龄对低张性缺氧耐受性的影响

分组	缺氧前活动、黏膜颜色、呼吸表现	缺氧后活动、黏膜颜色、呼吸表现	抽搐出现时间/s	存活时间/s
成年小鼠				
初生小鼠				

(4)当成年鼠发生痉挛时,立即开放橡皮管上的螺旋夹,使气压恢复正常。打开干燥器,观察 2 只小白鼠有何不同。

2.CO 中毒

(1)取小白鼠 1 只放入广口瓶内,观察其正常活动表现。广口瓶一端连接 CO 橡皮囊,中间用夹子夹住,另一端也用夹子夹住。

(2)打开中间夹,使 CO 缓慢进入广口瓶,并及时关闭夹子。记录时间,观察小白鼠的一般活动状况、呼吸深度、频率及末梢部位皮肤颜色的变化。

(3)待小白鼠发生痉挛死亡后,立即关闭中间夹。取出小白鼠固定在蛙板上,打开胸腔,用吸管从心腔取血 1 滴,进行血液检查,并解剖小白鼠,观察内脏颜色的变化。

(4)取 1 只正常小白鼠,用颈椎脱臼法处死后,取血方法同前,与 CO 中毒小白鼠的内脏和血液颜色进行比较。

【附】血液颜色变化检查法

取 5 mL 试管两只,各加等量蒸馏水 4 mL,10% NaOH 溶液 3 滴摇匀备用。将 CO 中毒与正常小白鼠的血液各 1 滴分别加入 2 个试管中,摇匀后,立即观察比较两者的颜色有何不同。

3.亚硝酸盐中毒性缺氧

(1)取 2 只小白鼠,观察呼吸及皮肤黏膜颜色后,各腹腔注射 5％亚硝酸盐溶液 0.3 mL。

(2)观察注射药物后小白鼠的呼吸及皮肤黏膜颜色变化,待小白鼠活动减弱时,其中 1 只小白鼠腹腔内注射 1％亚甲蓝(美蓝)溶液 0.3 mL。

(3)记录未治疗小白鼠的死亡时间,观察 2 只小白鼠的不同变化。

(4)解剖死亡的小白鼠,观察内脏和血液颜色,并与 CO 中毒小白鼠及正常小白鼠进行比较(见表 4-2)。

4.氰化物中毒

(1)取小白鼠 1 只,观察一般活动状况,皮下注射 0.04％氰化钾溶液 0.02 mL/g,立即计时,观察呼吸及皮肤黏膜颜色的变化。

(2)解剖死亡的小白鼠,观察内脏和血液颜色,并与 CO 中毒小白鼠及正常小白鼠进行比较(见表 4-2)。

表 4-2　血液及组织性缺氧的指标变化

分组	活动状况、呼吸、唇色	出现抽搐时间	存活时间	内脏及血液颜色
CO 中毒小鼠				
亚硝酸盐中毒小鼠				
氰化物中毒小鼠				

5.影响机体缺氧耐受性的因素

(1)机体状况不同对缺氧耐受性的影响

1)取体重相近的小白鼠 3 只,分别做以下处理:①甲鼠,腹腔注射 1％咖啡因溶液 0.01 mL/g。②乙鼠,腹腔注射 0.25％氯丙嗪溶液 0.01 mL/g,待动物安静后,全身浸入冰水中 5～10 分钟。③丙鼠,腹腔注射生理盐水 0.01 mL/g。观察甲、乙、丙鼠的一般活动状况及呼吸状况(见表 4-3)。

2)15～20 分钟后,将 3 只小白鼠分别放入有钠石灰的缺氧瓶内,密闭后开始计时。持续观察各鼠在瓶中的活动情况,记录各鼠存活时间(见表 4-3)。

表 4-3　影响机体缺氧耐受性的因素比较

分组	缺氧前一般活动、呼吸变化	缺氧后一般活动、呼吸变化	出现抽搐时间/s	存活时间/s
咖啡因组				
氯丙嗪组				
生理盐水组				

(2)CO_2增加对缺氧耐受性的影响:取体重相近的小白鼠 2 只,称重后分别放入有钠石灰和无钠石灰的缺氧瓶内,密闭后开始计时。持续观察 2 鼠在瓶中的活动情况,记录两鼠存活时间。

【注意事项】

(1)为防止室内 CO 浓度过高引起中毒,实验过程中要打开窗户及排气扇。

(2)氰化钾是剧毒药品,不要沾到皮肤黏膜,特别是破损皮肤,实验结束后要洗手。

(3)必须保证缺氧瓶塞完全密闭,可以用凡士林涂在瓶塞外面。

【思考题】

(1)本实验中各种类型缺氧的发生原因及机制是什么?

(2)在低气压的致病作用实验中,为何初生及成年小白鼠的反应不同?

(3)CO 中毒与正常小白鼠的血液变化有何不同? 为什么?

【案例】

患者,男,75 岁,咳嗽咳痰,喘憋加重伴发热 2 天入院。15 年前,患者开始反复发作咳嗽、咳痰并有时伴喘憋,且逐年加重。2 天前患者受凉后出现发热、畏寒、咳脓痰伴喘憋,逐渐加重,夜间不能平卧,来院就诊。

查体:口唇及手指末端发绀,体温 38.9 ℃,脉搏(P)120 次/分,呼吸(R)28 次/分,桶状胸,双肺呼吸音粗可闻及大量痰鸣音,右下肺呼吸音低。动脉血气分析结果:pH 值 7.14,PaO_2 42 mmHg,$PaCO_2$ 80 mmHg。

问题:

(1)该患者属于何种类型缺氧?

(2)此类型缺氧的血氧变化特点是什么?

(李瑞峰　万小娟)

实验五　失血性休克及救治

【实验目的】

(1)学习免急性失血性休克模型的制备及观察其表现,并分析其代偿机制,探讨低血容量性休克的抢救方法及相应机制。

(2)引导形成学生珍爱生命,救死扶伤的优秀品德。

【实验原理】

大量失血引起的休克称为失血性休克,常见于外伤、消化性溃疡、食管曲张静脉破裂、妇产科疾病等所引起的出血。失血后是否发生休克不仅取决于失血的量,还取决于失血的速度、部位。当少量失血(不超过总血量的20%)时,可通过机体的调节作用,使动脉血压不致显著下降。而当快速、大量(超过总血量的30%)失血而又得不到及时补充的情况下,即可发生休克。本实验通过股动脉放血使循环血量减少,当快速失血量超过总血量的30%时,引起心输出量减少,动脉血压下降,同时反射性地引起交感神经兴奋,外周血管收缩,组织器官微循环的灌流量急剧减少,发生休克。

【实验材料】

1.实验对象

实验对象为家兔(体重2.5 kg以上的健康家兔)。

2.实验器材和药品

BL-420N信号采集与处理系统、血压换能器(连接1个颈总动脉插管、2个三通管)、张力换能器、连接三通管的股动脉插管1个、连接三通管的颈总静脉插管1个、静脉输液装置、头皮针、哺乳动物手术器械1套、家兔手术台、动脉夹、气管插管纱布、棉球、注射器(1 mL 1支、20 mL 2支)、手术线、固定动物用细绳、玻璃分针、50 mL玻璃烧杯2只;20%氨基甲酸乙酯溶液、肝素、0.5%肝素生理盐水(125 U肝素溶液1 mL+0.9%氯化钠溶液9 mL配置而成)、0.1 mg/mL去甲肾上腺素溶液、5% $NaHCO_3$溶液。

【实验步骤】

1.仪器连接和使用

开机,进入 BL-420N 生物信号采集与处理系统,2 通道连接血压并调零、定标,3 通道选择"张力"。

2.血压换能器的准备

将可用于测量动脉血压的压力换能器的输入端连至 BL-420N 生物信号采集与处理系统的第 2 通道。压力换能器经三通管与动脉插管相连,由三通管向压力换能器注入生理盐水,并向动脉插管内注入 0.5% 肝素生理盐水 0.5 mL,排出管道内的气泡,然后关好三通管,将水检压计内注满生理盐水。

3.静脉输液装置的准备

应用 0.9% 的氯化钠溶液准备静脉输液装置,排气泡,备用。

4.麻醉和固定动物

家兔称重后,以 20% 氨基甲酸乙酯溶液 5~6 mL/kg 耳缘静脉注射,麻醉后,仰卧位固定于手术台上。

5.手术操作

(1)气管插管:剪去颈前部毛,行 5~7 cm 正中切口,于颈部皮下小心分离出颈外静脉,其下穿 2 根线备用。钝性分离皮下组织和浅层肌肉,暴露气管,在甲状软骨下约 1 cm 处做一"⊥"形切口,插入气管插管并结扎固定。

(2)分离左侧颈总动脉:将颈部切口边缘的皮肤及肌肉向外侧拉开,在气管两侧可见纵行的颈总动脉鞘,鞘内伴行有颈总动脉、迷走神经、交感神经和减压神经。用玻璃分针分离左侧颈总动脉,穿线备用。

(3)分离右侧颈外静脉,由颈外静脉插入静脉插管并连接输液装置缓慢滴入生理盐水以保持管道通畅,以备给药用。

(4)分离左侧或右侧股动脉:切开一侧股部皮肤,行股动脉插管,以备放血用(插管前管内充肝素以防凝血)。

(5)颈总动脉插管描记血压:将分离的左侧颈总动脉远心端结扎,近心端用动脉夹夹闭。在结扎处的近心端用眼科剪剪一斜口,向心脏方向插入已注满肝素生理盐水的动脉插管约 1 cm,将血管及插管结扎牢固,并在结扎线的上方打结固定,以防滑脱,保持动脉插管与动脉在同一直线上,然后用胶布将动脉插管固定在手术台上,与压力换能器相连描记血压。

(6)描记呼吸:游离剑突,连接张力换能器(方法见第二章的实验七"游离剑突"),描记呼吸。

【观察项目】

(1)放血前观察各项生理指标:血压、呼吸及口唇颜色。

(2)用 20 mL 注射器(事先抽取少许肝素以抗凝)由股动脉快速(10~15分钟)放血入烧杯(事先放入少许肝素以抗凝)内,放血量为兔总血量的 10%,观察各参数变化,大约 10 分钟后将等量血液从三通管活塞的侧管输入颈外静脉内,观察上述各参数有何改变。

(3)实验性失血性休克模型:用 20 mL 注射器(事先放入少量肝素以抗凝)由股动脉快速(10~15分钟)大量放入烧杯(事先放入少许肝素以抗凝)内,放血量为兔总血量的 30%,观察各参数变化。

(4)实验性救治:将失血性休克家兔,分成 4 组(A、B、C、D 组),随后分别用不同方案进行救治,观察各组的救治效果。

A 组:将等量抗凝血液+1/3 血量生理盐水从三通管活塞的侧管输入颈外静脉内,观察上述各参数有何改变。

B 组:将等量抗凝血液+1/3 血量生理盐水+0.2 mL 去甲肾上腺素溶液(0.1 mg/mL)从三通管活塞的侧管缓慢输入颈外静脉内,观察上述各参数有何改变。

C 组:将等量抗凝血液+1/3 血量生理盐水+5% $NaHCO_3$ 溶液 5 mL/kg+0.2 mL 去甲肾上腺素溶液(0.1 mg/mL)从三通管活塞的侧管输入颈外静脉内,观察上述各参数有何改变。

D 组:0.2 mL 去甲肾上腺素溶液(0.1 mg/mL)从三通管活塞的侧管缓慢输入颈外静脉内,观察上述各参数有何改变。

【注意事项】

(1)麻醉时速度不可过快,以免引起窒息,麻醉深度要适宜。

(2)牵拉肠袢要轻,以免引起出血。

(3)实验中注意观察各导管的位置,避免出现扭曲造成阻塞。

【案例】

患者,男,29 岁,因车祸急诊入院治疗。

查体:神情淡漠,意识尚清,面色苍白、肢体冰凉,脉搏 95 次/分,血压 105/80 mmHg。头部及肢体多处创伤,左股动、静脉部分离断,并伴有大量出血,经清创缝合、止血及输血、适当补液处理后病情稳定。

问题：

(1)结合病例,病人发生了什么?

(2)如果是失血性休克,处于哪一时期? 用病理生理学知识解释为什么是这一时期?

(李瑞峰　万小娟)

实验六　急性弥散性血管内凝血

【实验目的】

(1)通过静脉注射兔脑浸液的方法,学习复制动物急性弥散性血管内凝血(DIC)模型。

(2)观察 DIC 时体内凝血因子和纤维蛋白(原)降解产物(FDP)含量的改变,探讨 DIC 的发病机制。

(3)了解 DIC 的诊断标准及有关的实验室检查。

(4)了解抗凝药物的治疗效果。

【实验原理】

组织器官富含组织因子,如脑、肺、前列腺、胎盘等,当这些组织被损伤会释放大量组织因子入血,从而导致 DIC。临床通过实验室检查血小板计数、纤维蛋白原含量、凝血酶原时间(PT)和血浆鱼精蛋白副凝试验(3P 试验)(或 D-二聚体,或优球蛋白溶解时间)异常,结合疾病的病因、病史、临床表现,可初步进行 DIC 的诊断。

【实验材料】

1.实验对象

实验对象为家兔。

2.实验器材和药品

兔手术台、实验手术器械 1 套、注射器(2 mL、5 mL、10mL)、气管插管、静脉插管、输液瓶、胶管、螺旋夹、动脉套管、离心机、试管、吸管、培养皿、恒温水浴箱、秒表、血红蛋白吸管、血细胞计数板、显微镜、1%普鲁卡因溶液、3.8%枸橼酸钠、40 mg/mL 兔脑粉生理盐水浸液、血小板稀释液、0.025 mol/L 氯化钙、2%氯化钙、1%硫酸鱼精蛋白凝血酶液、1 mg/mL 肝素、生理盐水。

【实验步骤】

(1)取家兔 2 只,分为对照组和治疗组,称重,仰卧位固定于兔台上,剪去颈前部被毛,用 1%普鲁卡因溶液局部浸润麻醉。

(2)切开颈部皮肤,分离出颈外静脉及颈总动脉,颈外静脉插管与输液装置相连,用以滴注兔脑浸液;颈总动脉插管,用以采血。

(3)放开动脉夹,最先流出的数滴血弃去,取血进行血小板计数和血浆纤维蛋白原定量测定;在盛有 0.8 mL 枸橼酸钠的试管内放入兔血 7.2 mL,上下颠倒混匀(注意勿震),以 3000 r/min 离心 10 分钟,取其血浆做凝血酶时间(TT)、PT 及 3P 试验。

①血小板计数:取试管 1 支,加血小板稀释液 4 mL;用血红蛋白吸管吸取血液 20 μL,擦去吸管外部余血,将全血吹入稀释液,并用稀释液洗尽吸管内余血,立即混匀。用滴管将稀释血液滴到计数板上静置 2～3 分钟,用高倍镜计数中央大格的 25 个中方格的血小板数,所得数乘以 2 000 即为每微升血小板数[正常值:人(100～300)×10^9/L、兔(300～600)×10^9/L]。

②纤维蛋白原定量测定(快速法):取试管 8 支,分别加入 0.5 mL 6-氨基己酸溶液;取全血 0.5 mL 放入第 1 管,混匀后吸 0.5 mL 放入第 2 管,以此类推,连续稀释至第 8 管,最后弃去 0.5 mL。于各管加 2%氯化钙溶液 0.2 mL,轻摇匀,再加凝血酶 1 滴,混匀,置室温 10 分钟。每管各加生理盐水 2 mL,观察凝块出现的试管稀释度(注意从第 8 管开始观察)。按表 4-4 推算各管纤维蛋白原含量。

表 4-4　纤维蛋白原含量推算表

试管编号	稀释度	纤维蛋白原含量/(mg/100 mL)
1～2	2～4	＜25
3	8	25～35
4	16	35～60
5	32	60～120
6	64	120～200
7	128	200～400
8	256	＞400

注:正常值为人 2～4 g/L;犬 3～4 g/L。

③TT测定:取小试管1支,置于37℃水浴中,加入血浆0.2 mL,加凝血酶溶液0.2 mL,同时开动秒表,记录血浆凝固时间。

④PT测定:取小试管1支,放入血浆及兔脑粉浸液各0.1 mL,然后加0.025 mol/L氯化钙溶液0.1 mL,立即开动秒表,不断轻轻振摇试管,记录液体停止流动所需要的时间。

⑤3P试验:取血浆1 mL放入小试管内,置于37℃水浴中3分钟,加鱼精蛋白溶液0.1 mL,混匀,置37℃水浴15分钟立即观察结果,出现白色纤维蛋白丝者为阳性,混浊者为阴性。

(4)经颈外静脉插管滴注兔脑粉浸液,按80 mg/kg计算,将总用量以生理盐水稀释至30 mL,滴注前,37℃水浴中放置10分钟,于15分钟内注完。滴注速度为:第一个5分钟,1.0 mL/min;第二个5分钟,2.0 mL/min;最后5分钟,3.0 mL/min。

(5)滴入兔脑粉浸出液后,对照组静脉缓慢滴入生理盐水;治疗组静脉滴入1 mg/mL肝素钠2 mL/kg,之后给予生理盐水静脉滴入。

(6)在滴注兔脑粉浸液开始后的10分钟、45分钟、90分钟采血,分别进行血小板、纤维蛋白原凝血因子Ⅰ、TT、PT、3P试验测定。比较DIC前后上述各项试验结果有何不同以及比较对照组与治疗组各项试验结果的差别。

【观察项目】

(1)实验完毕后,处死动物,观察血液凝固性的变化,有无血液不易凝固的情况。

(2)内脏(肺、肾、心、肝)大体情况,有何病理改变。

【注意事项】

(1)兔脑粉注射速度影响实验的结果,滴注兔脑粉浸液的原则是先慢后快,切忌过快,否则极易造成实验动物的猝死。注射过程中时刻观察动物的呼吸情况,必要时适当调整滴注速度。

(2)每次采血完毕要用注射器从插管内推进适量的生理盐水,以防管内血栓形成,但不能使用抗凝剂,以免影响实验结果。

(3)PT试验中水浴温度需恒定在36~38℃,温度过高或过低均可使PT延长。

【思考题】

弥散性血管内凝血的发病机制是什么?

【案例】

患者,女,30岁,因妊娠39+2周,伴下腹痛待产3小时入院。该患者于妊娠8个月做产前检查时,考虑"妊娠高血压综合征"。

体格检查:T 36.8℃,R 20次/分,P 88次/分,BP 150/100 mmHg,皮肤无出血点,心肺无异常。宫口开全后,患者时觉气促,不久分娩一正常男婴。患者气促加重、呻吟、心悸、头晕、烦躁不安。

查体:呼吸频率28次/分,脉搏130次/分,血压90/60 mmHg,产道出血约1 200 mL以上,且出血不凝。立即予吸氧镇静、补液等处理,并做实验室检查,血常规:RBC 1.50×10^{12}/L,Hb 50g/L,WBC 11.0×10^{9}/L,分类正常,PLT 45×10^{9}/L。尿常规:蛋白(+++),RBC(+),WBC(+),颗粒管型(+)。凝血:凝血酶原时间(PT)25 s(正常对照约14 s),TT21 s(正常对照约12 s),纤维蛋白原定量(Fg)0.98 g/L。3P实验阳性(+++)、外周血裂体细胞>6%、D-二聚体试验(乳胶法)阳性(++)。床边B超检查:宫内未见明显残留物。观察见注射部位有血肿、瘀斑。抽血化验病理活体检查报告:血中有羊水成分及胎盘组织细胞。

问题:

(1)该患者发生DIC原因是什么?

(2)促使该患者DIC发生发展的因素有哪些?

(3)DIC的临床表现?

(李瑞峰　万小娟)

实验七　实验性氨中毒

【实验目的】

(1)学习复制肝性脑病动物模型的方法,观察肝脏对氨的解毒作用,探讨氨在肝性脑病发病机制中的作用。

(2)引导学生尊重生命,关爱动物,不怕脏、不怕苦、不怕累的实干精神及团队合作精神的培养。

【实验原理】

肝性脑病是继发于严重肝疾患的神经精神综合征,氨中毒是其重要发病机理之一。氨中毒学说认为,由于肝细胞严重受损或门-腔静脉侧支循环形成,使血氨的清除发生障碍,过量的氨通过血脑屏障进入脑内,作为神经毒素诱发肝性脑病。临床主要表现为中枢神经系统功能障碍所引起的神经精神症状,甚至昏迷、死亡。

【实验材料】

1.实验对象

实验对象为家兔。

2.实验器材和药品

兔固定台、常用手术器械、10 mL 注射器 2 个、导尿管、粗棉线、缝合线、0.1％普鲁卡因、5％氯化铵葡萄糖溶液、5％氯化钠葡萄糖溶液、肝素。

【实验步骤与观察项目】

1.甲组

甲组家兔用于肝大部结扎后,肠腔内注射氯化铵葡萄糖溶液。

(1)取健康家兔 1 只,称重后耳缘静脉注入 20％氨基甲酸乙酯溶液(5 mL/kg)进行全身麻醉,将家兔仰卧固定于兔手术台上,剪去腹部正中的毛,在剑突下沿腹正中线做 5～7 cm 的切口,暴露肝脏,用左手向下轻压肝以暴露并剪断肝膈韧带,再将肝向上翻,暴露并剪断肝胃韧带。用粗棉线结扎肝脏的左外侧叶、右外侧叶和尾叶的根部。找出十二指肠,其下穿一粗棉线,将十二指肠拉出腹腔,缝合切口,十二指肠保留在腹腔外,将头皮针朝向小肠端插入十二指肠,以备注入 5％氯化铵葡萄糖溶液。

(2)测正常家兔膝反射、肌张力。

(3)耳缘静脉取血 2 mL(或根据药盒具体要求采血),放入加有 0.1 mL 肝素的试管中,用 EOS890/plus 全自动临床生化及免疫分析仪测定血氨浓度。

(4)每隔 5 分钟向十二指肠腔内注入 5％氯化铵葡萄糖溶液 5 mL,直到动物出现痉挛为止,再取血测定血氨;测膝反射、肌张力,计算出每千克体重用氯化铵葡萄糖溶液的毫升数。

2.乙组

另取健康乙组家兔,手术方法同上,游离肝,但不结扎肝,做肝假手术。

(1)按上述方法向十二指肠腔内注入5%氯化铵葡萄糖溶液,直至达到与甲组兔相同千克体重剂量。观察动物的一般状况,测膝反射、肌张力,取血测定血氨。

(2)按上述方法继续注射5%氯化铵葡萄糖溶液,直到动物出现痉挛为止,计算出每千克体重用氯化铵的毫升数,再取静脉血2 mL测血氨。

3.丙组

丙组健康家兔做肝大部结扎后(手术方法同前),十二指肠腔内注射5%氯化钠葡萄糖溶液,总量用至与乙组家兔相同,观察同上,再取血测定血氨。

【注意事项】

(1)肝手术应轻柔,切忌粗暴,以防肝破裂出血。

(2)肝叶切除前要确保对肝叶根部的结扎牢固,防止切除时造成动物出血死亡。

(3)注入的氯化铵混合液应保持在37～38 ℃,切勿使漏入腹腔及逆流入胃。

【思考题】

(1)氯化铵中毒引起肝性脑病的发病机制如何?

(2)动物的中毒表现中哪些能说明大脑功能首先所损? 为什么?

【案例】

患者,男,60 岁,主因皮肤黏膜黄染10 余天入院。初步诊断:黄疸待查。

查体:T 36.5 ℃,P 78 次/分,BP 125/70 mmHg。患者精神差,间断意识模糊,烦躁,皮肤黏膜黄染,食欲差,睡眠差,大便正常,小便黄。化验结果:总胆红素548.4 $\mu mol/L$(正常值0～25 $\mu mol/L$),白蛋白31.9 g/L(正常值35～55 g/L),谷丙转氨酶281 U/L,谷草转氨酶548 U/L(正常值0～40 U/L),凝血酶原时间19.2 s(正常值11～15 s)。患者"乙肝"30 年,无高血压、心脏病、糖尿病病史,无结核史,预防接种史不详,无外伤、输血史,无食物、药物过敏史。

问题:

(1)该患者当前最可能的诊断是什么?

(2)该病的发病机制可能有哪些?

(李瑞峰　万小娟)

第五章　综合实验

实验一　生理及药物因素对离体蛙心活动的影响

【实验目的】

(1)学习离体蛙心灌流技术方法。

(2)了解离体器官的研究方法。

(3)观察某些理化因素对离体蛙心自律性收缩活动的影响。

【实验原理】

(1)细胞的正常生理活动依赖于其所处环境的稳定。某些离子在细胞外液过多或过少都容易造成内环境稳态的破坏,从而影响细胞的生理功能。

(2)心脏受交感神经和迷走神经支配,两者分别释放去甲肾上腺素(NE)和乙酰胆碱(ACh)调节心肌的生理功能。肾上腺髓质释放肾上腺素(E)和去甲肾上腺素(NE),加强心肌的活动。

(3)本实验利用离体蛙心灌流技术,观察改变灌流液中 Ca^{2+}、K^+、H^+ 等离子浓度,或分别加入 NE、E 和 ACh,对心肌收缩性和自律性的影响。

(4)加深并解释这些神经及体液因素对心脏功能的调节。

【实验准备】

1.实验对象

实验对象为牛蛙。

2.实验器材和药品

蛙类手术器械、蛙心夹、长滴管、任氏液、BL-420N 生理信号采集与处理系统、张力换能器(量程 50～100 g)、铁支架、双凹夹、试管夹、蛙心插管、大烧杯、恒温水浴、无钙任氏液、0.65％ NaCl、2％ CaCl$_2$、1‰ KCl、3％乳酸、2.5％ NaHCO$_3$、1：10 000去甲肾上腺素、1：10 000乙酰胆碱、1：10 000肾上腺素、1×10^{-7} mol/L 异丙肾上腺素溶液、5×10^{-7} mol/L 盐酸普萘洛尔溶液。

【实验步骤】

1.破坏脑和脊髓

取牛蛙 1 只,破坏其脑和脊髓后,取仰卧位固定在蜡盘上,然后暴露心脏。

2.蛙心插管

在右主动脉下远心端绕一丝线并结扎。将心脏用玻璃分针翻至背面,将前后腔静脉和左右肺静脉一起结扎(注意勿扎住静脉窦)。将心脏回复至原位,在左主动脉下穿 2 根丝线,用一丝线结扎左主动脉远心端,另一丝线置左主动脉近心端打一松结备用。提起左主动脉远心端结扎线,用眼科剪刀在左主动脉上靠近动脉圆锥处(2～3 mm)呈 45°角剪一斜口,将盛有任氏液的蛙心插管由此插入主动脉。插至动脉圆锥时略向后退,在心室收缩时,向心室后壁方向下插,经主动脉瓣插入心室腔内(不可插入过深,以免心室壁堵住插管下口)。插管若成功进入心室,管内液面会随着心室跳动而上下移动。用左主动脉近心端的备用线结扎插管,并将结扎线固定于插管侧面的小钩上,以免滑脱。

在结扎线远端分别剪断左主脉和右主动脉,轻轻提起插管,剪断左右肺静脉和前后腔静脉,将心脏离体。用滴管吸净插管内余血,加入新鲜任氏液,反复数次,直至液体完全澄清。保持灌流液面高度恒定1～2 cm,即可进行实验。

3.蛙心灌流仪器连接

将蛙心插管固定在铁支架试管夹上(见图 5-1),通过夹在蛙心尖部位的蛙心夹与张力换能器连接,将心脏舒缩活动所产生的张力信号传递至 BL-420N 生物信号采集与处理系统。

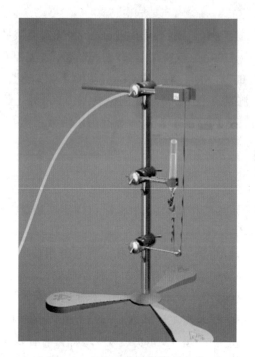

图 5-1 蛙心灌流仪器连接方法

4.仪器连接

(1)开启 BL-420N 生物信号采集与处理系统和计算机电源,张力换能器插头与 1 通道连接。

(2)点击实验模块"循环实验"主菜单,在下拉框中选择"蛙心灌流实验",开始实验。

(3)适当拉紧连接心尖与张力换能器之间的丝线,根据屏幕上的曲线调整增益与扫描速度。

【观察项目】

1.离子对心跳活动的影响

(1)观察正常离体蛙心收缩活动曲线

(2)用 0.65% NaCl 溶液取代任氏液,观察心跳曲线变化。

(3)在任氏液中加入 2% $CaCl_2$ 溶液 1～2 滴,观察心跳曲线变化。

(4)在任氏液中加入 1% KCl 溶液 1～2 滴,观察心博曲线变化。

(5)在任氏液中加入 3% 乳酸溶液 1～2 滴,当心跳曲线发生变化时加入 2.5% $NaHCO_3$ 溶液 1～2 滴,观察心跳曲线的恢复过程。

2.神经递质对心跳活动的影响

(1)在任氏液中加入 1∶10 000 去甲肾上腺素溶液 1～2 滴,观察心跳曲线变化。

(2)在任氏液中加入 1∶10 000 肾上腺素溶液 1～2 滴,观察心跳曲线变化。

(3)在任氏液中加入 1∶10 000 乙酰胆碱溶液 1～2 滴,观察心跳曲线变化。

3.药物对心跳活动的影响

在任氏液中加入 $1×10^{-7}$ mol/L 异丙肾上腺素溶液 1～2 滴,观察心跳曲线变化。待作用明显后,在任氏液中加入 $5×10^{-7}$ mol/L 盐酸普萘洛尔溶液 1～2 滴,观察心跳曲线变化。

4.心脏前负荷变化对心跳活动的影响

(1)使蛙心插管内任氏液分别保持 2 cm、4 cm、6 cm、8 cm 高度 1 分钟,观察心跳曲线变化。

(2)因前负荷过大使心肌收缩力明显减弱时,在任氏液中加入 $1×10^{-7}$ mol/L 异丙肾上腺素溶液 1～2 滴,观察心跳曲线变化。

【注意事项】

(1)每次换液时,插管内液面应保持同一高度(观察"前负荷变化对心博活动的影响"除外)。

(2)滴加试剂时,先滴加 1 滴,用滴管混匀后如作用不明显可再适当补加。

(3)每次加药,心跳曲线出现变化后,应立即将插管内液体吸出,更换新鲜任氏液,并重复几次,直至心博曲线恢复正常。

(4)每次实验都要有前后对照。

(5)随时滴加任氏液于心脏表面,使其保持湿润。

(6)各种试剂的滴管不要混淆。

(7)蛙心夹与张力换能器之间的连线需保持适当的紧张度。

(8)张力换能器头端应向下稍加倾斜,以免液体进入换能器。

【思考题】

(1)离体实验和在体实验是有何不同？各有何优缺点？离体实验应注意哪些条件？

(2)每个实验项目中,心博曲线分别出现什么变化？为什么？

(3)如果实验结果与预期的不同,请找出原因。

【案例】

患者,男,45 岁。因腹痛、呕吐、水样腹泻 1 天就诊。

查体:体温 37.0 ℃,脉搏 110 次/分,血压 110/65 mmHg。

实验室检查:血钾低于正常值,心电图提示窦性心动过速。

初步诊断:急性胃肠炎并发低血钾。

问题:

(1)患者窦性心动过速与低血钾有直接关系吗?为什么?

(2)如给患者补充钾后是否心率减慢?为什么?

(3)如何判断血钾浓度变化对心肌的影响?

(陈连璧　张慧)

实验二　减压神经放电

【实验目的】

学习哺乳动物在体神经干动作电位引导方法,观察家兔减压神经传入冲动频率和动脉血压之间的关系,加深对减压反射的认识和理解。

【实验原理】

多数哺乳动物主动脉弓压力感受器传入神经在颈部混入迷走神经,进入延髓。而兔的主动脉弓压力感受器传入神经纤维在颈部自成一束,与迷走神经、交感神经并行,称为减压神经。减压神经放电活动主要反映主动脉弓压力感受器感受压力刺激情况,并在动脉血压的调控中发挥重要作用。当动脉血压升高时,减压神经传入冲动增多,使心迷走紧张增强,交感性紧张减弱,从而使血压下降。反之,当动脉血压降低时,减压神经发放冲动减少,使心迷走紧张减弱,交感性紧张增强,从而使血压升高。

【实验准备】

1.实验对象

实验对象为家兔。

2.实验器材和药品

BL-420N 生物信号采集与处理系统、监听器、双极引导电极及支架、哺乳类动物手术器械 1 套、动脉导管、注射器(20 mL、1 mL 各两只,5 mL 一只)及针头、玻璃分针、纱布、生理盐水和医用液体石蜡(加温至 38～40 ℃)、20%氨基甲酸乙酯溶液、肝素、1∶10 000 去甲肾上腺素、1∶10 000 乙酰胆碱。

【实验步骤】

1.麻醉与固定

用 20%氨基甲酸乙酯溶液按(5 mL/kg)自兔耳缘静脉注射,待其麻醉后,取仰卧位固定于兔台上。行气管插管术。

2.分离左侧减压神经

辨认减压神经(在与迷走神经、交感神经三者中为最细),用玻璃分针仔细将其游离 2 cm 左右。在神经下方穿 2 根经生理盐水湿润的丝线备用。在分离神经时,避免损伤血管,并用 38 ℃生理盐水湿润神经。

3.分离右侧颈总动脉,插入动脉导管

操作方法见第一章第三节实验动物手术基本操作之"颈总动脉插管术"。

4.将减压神经放到引导电极上

用玻璃分针轻轻地把减压神经放到引导电极上,在电极与周围组织之间衬一小片用温石蜡油浸过的硫酸纸予以绝缘。再用一小片棉花浸过石蜡油后盖在游离的神经上,以防神经干燥,并保温。注意神经不可牵拉,电极不可接触周围组织。地线与动物切口处组织相连。

5.仪器连接

(1)开启 BL-420N 生物信号采集与处理系统和计算机电源。

(2)引导电极插头与 BL-420N 生物信号采集与处理系统 1 通道连接。

(3)压力换能器插头插入 2 通道。在负荷为零的状态下选择"自动调零"。连接血压换能器,经放大后输入到微机,则可在显示器上同时观察到减压神经放电和血压波动 2 种信号。

(4)点击实验模块"循环实验"主菜单,在下拉框中选择"减压神经放电"。

(5)参数设置:增益为 5 000,高频滤波为 1 kHz,交流(AC)0.001 s。

(6)用鼠标单击"开始实验"命令按钮。根据信号窗口显示的减压神经放电波形和血压曲线波形,适当调整实验参数,以获得最佳的实验效果(见图 5-2)。

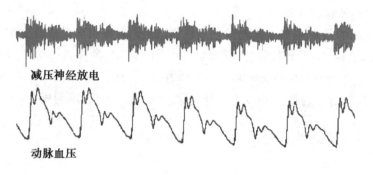

减压神经放电

动脉血压

图 5-2　减压神经放电和动脉血压

【观察项目】

(1)观察减压神经集群放电的节律、波形和幅度及与动脉血压波动的关系。减压神经集群放电的节律与心率同步,其幅度为 $30\sim100~\mu\mathrm{V}$,大小随血压高低而变。一簇集群放电的波形呈三角形,幅度先大后小。在监听器中减压神经放电的声音类似火车开动的声音。

(2)向耳缘静脉注入 1∶10 000 乙酰胆碱 0.3 mL,观察记录动脉血压与减压神经放电的变化以及二者的关系。观察动脉血压降低到何种程度时减压神经的放电开始减少,完全停止,并观察及其恢复过程。

(3)待动脉血压恢复到正常或不再出现较大幅度波动时,由耳缘静脉注入 1∶10 000 去甲肾上腺素 0.5～1 mL,注意观察血压上升的高度,上升过程中减压神经群集放电频率的变化,何时开始增多?何时不能分辨出群集形式?并持续观察到动脉血压恢复正常为止。

(4)双重结扎减压神经上的备用线,在结扎线间剪断减压神经,分别在中枢端和外周端记录神经放电,观察有何不同?

【注意事项】

(1)减压神经标本应注意保温并防止干燥。
(2)若神经放电明显降低时,可将引导电极向近心端移动。
(3)神经与电极之间应保持良好接触。

【思考题】

(1)减压神经放电与动脉血压之间有何关系?试述其机制。

（2）本实验引导出来的减压神经放电的电压幅值是多少？为什么它远比单根神经纤维动作电位的实际数值要小？

（3）根据本实验结果，如何证明减压神经是传出神经还是传入神经？

（陈连璧　张慧）

实验三　生理及药物因素对心血管活动的影响

【实验目的】

本实验以动脉血压为心血管活动的指标，观察整体情况下直接电刺激反射弧中的传入、传出神经及静脉注射肾上腺素、去甲肾上腺素、乙酰胆碱对心血管活动的调节作用，并分析其作用机制。

【实验原理】

心脏和血管的活动受神经、体液和自身机制的调节。神经调节是指中枢神经系统通过反射调节心血管的活动，各种内外感受器的传入信息进入心血管中枢后，经过中枢的整合处理，改变交感和副交感传出神经的紧张性活动，进而改变心输出量和外周阻力，使动脉血压得到调节。支配心脏的交感神经兴奋时，末梢释放去甲肾上腺素（NE），激活心肌细胞膜上的 β_1 受体，使心率加快，心肌收缩力加强，心内兴奋传导加速，从而使心输出量增加。支配心脏的迷走神经兴奋时末梢释放乙酰胆碱（ACh），激活心肌细胞膜上的 M 受体，引起心率减慢，心肌收缩力减弱，房室间传导速度减慢，从而使心输出量减少。支配血管的自主神经主要是交感缩血管神经，它兴奋时末梢释放的去甲肾上腺素与血管平滑肌细胞膜上的受体结合，使平滑肌收缩，血管口径变小，外周阻力增大。同时，使容量血管收缩，促进静脉回流，心输出量增加。

心血管的活动还受到许多体液因素的调节。肾上腺素和去甲肾上腺素是其中两种主要的调节因素，肾上腺素对 α 和 β 受体都有激动作用，可使心跳加快加强，心输出量增加。它对血管的影响要看作用的血管壁上哪一类受体占优势。一般来说，在整体情况下，小剂量肾上腺素主要引起体内血液重分配，对总外周阻力影响不大，但大剂量的肾上腺素亦可使外周阻力明显升高。去甲肾上腺素主要激活 α 受体，引起外周血管广泛收缩，增加外周阻力导致动脉血压升高,对心脏的直接作用较小。在给予外源性去甲肾上腺素时,常因明显的升压作用而引起反射性心率减慢。

【实验准备】

1.实验对象

实验对象为家兔

2.实验器材和药品

BL-420N 生物信号采集与处理系统、压力换能器、塑料动脉插管、活动双凹夹、试管夹、铁支架、三通管、双极保护电极、兔手术台、哺乳动物手术器械、注射器(1 mL、2 mL、10 mL)、丝线、纱布、脱脂棉、20％氨基甲酸乙酯、0.5％肝素生理盐水、生理盐水、1∶10 000 去甲肾上腺素(NE)、1∶10 000 肾上腺素(E)、1∶10 000乙酰胆碱(ACh)、10 mg/mL 甲磺酸酚妥拉明溶液、10 mg/mL 盐酸普萘洛尔溶液、0.05 mg/mL 硫酸异丙肾上腺素溶液、0.5mg/mL 甲基硫酸新斯的明溶液。

【实验步骤】

1.麻醉与固定

用20％氨基酸乙酯 5 mL/kg 由兔耳缘静脉缓慢注射进行麻醉。然后,将其取仰卧位固定于手术台上,保留在耳缘静脉内的穿刺针头,用于实验中多次注射药物。

2.气管插管(略)

3.分离神经

分离右侧减压神经、迷走神经(见图 5-3)和颈总动脉。

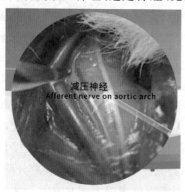
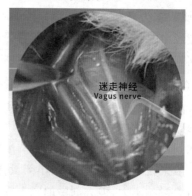

图 5-3　分离减压神经和迷走神经

4.左侧动脉插管,测量动脉血压(略)

注:实验步骤 2、3、4 项与减压神经放电实验的操作方法相同。

5.仪器连接

(1)开启 BL-420N 生物信号采集与处理系统与计算机电源。

(2)压力换能器插头与 BL-420N 生物信号采集与处理系统通道 1 连接。

(3)刺激电极与 BL-420N 生物信号采集与处理系统的刺激器插口连接。

(4)点击主菜单中"循环实验"显示下拉菜单,选择"心血管活动的神经体液调节"实验模块。

(5)设置刺激参数:①刺激减压神经的电压为 5～10 V,刺激频率为 20～50 Hz,波宽为 0.2 ms,刺激时间为 3～5 s。②刺激迷走神经的电压为 10～20 V,刺激频率为 20～100 Hz,脉冲宽度为 0.2 ms,刺激时间为 3～5 s。

(6)放开动脉夹,点击开始实验,记录动脉血压曲线。根据动脉血压曲线波形调整实验参数(增益、扫描速度、高频滤波),各实验项目注意打"标记"。

【观察项目】

1.观察正常血压曲线

动脉血压随心室的收缩和舒张而变化。心室收缩时血压上升,心室舒张时血压下降,这种血压随心动周期的波动称之"一级波"(心搏波),其频率与心率一致。此外,可见动脉血压亦随呼吸而变化,吸气时血压先是下降,继则上升,呼气时血压先是上升,继则下降,这种波动则为"二级波"(呼吸波),其频率与呼吸频率一致。有时还可见到一种低频率(几次到几十次呼吸为一个周期)的缓慢波动,称为"三级波",可能与心血管中枢的紧张性变化有关。

2.压迫双侧颈动脉窦

压迫双侧颈动脉窦,观察血压和心率的变化。

3.牵拉颈总动脉

手持右侧颈总动脉远心端的结扎线,向心脏方向轻轻拉紧,然后做有节奏的往复牵拉(2～5 次/秒),持续 5～10 s,观察血压变化。

4.夹闭右侧颈总动脉

轻轻提起右侧颈总动脉备用丝线,用动脉夹将其夹闭 5～10s,观察血压和心率的变化。

5.电刺激减压神经

先用保护电极刺激完整的右侧减压神经,观察血压和心率的变化。待血压恢复正常后,在神经中段做双重结扎,用眼科剪在两结扎线之间剪断神经,以同样的刺激强度和刺激频率,分别刺激其中枢端和外周端,观察血压和心率有何变化。

6.电刺激迷走神经

提起右侧迷走神经备用丝线,在靠近头端处结扎神经并用眼科剪将其剪断。将迷走神经外周端搭在保护电极上,启动刺激器进行电刺激,观察血压和心率有何变化。

7.注射去甲肾上腺素

静脉注射 1∶10 000 去甲肾上腺素 0.3 mL,观察血压和心率的变化。

8.注射硫酸异丙肾上腺素

静脉注射 0.05 mg/mL 硫酸异丙肾上腺素溶液 0.1 mL/kg,观察血压和心率的变化。

9.注射盐酸普萘洛尔

静脉注射 10 mg/mL 盐酸普萘洛尔溶液 0.1 mL/kg 缓慢注入,观察血压和心率的变化。

10.注射肾上腺素

静脉注射 1∶10 000 肾上腺素 0.3 mL,观察血压和心率的变化。

11.注射甲磺酸酚妥拉明

静脉注射 10 mg/mL 甲磺酸酚妥拉明溶液 0.2 mL/kg,观察血压和心率的变化。

12.注射乙酰胆碱

静脉注射 1∶10 000 乙酰胆碱 0.3 mL,观察血压和心率的变化。

13.注射甲基硫酸新斯的明

静脉注射 0.5 mg/mL 甲基硫酸新斯的明溶液 0.1 mL/kg,观察血压和心率的变化。

14.放血与补液

在右侧行颈外静脉导管插管术(操作方法同第一章第三节"颈外静脉插管术"),术后从导管中放血 20～50 mL,观察血压和心率的变化。然后迅速补充 37 ℃生理盐水 100 mL,观察血压和心率的变化。

【注意事项】

(1)麻醉时,耳缘静脉穿刺要从其远端开始,注射速度要缓慢,密切观察动物的呼吸情况,并随时观察动物的角膜反射和疼痛反射。

（2）分离颈部血管和神经时，动作要轻柔，辩清颈动脉鞘内的血管和神经后，再用玻璃分针分离，分离神经时应从细到粗依次进行。

（3）在整个实验过程中需经常注意动物状况，发现漏血或导管内被凝血块阻塞时，应及时处理。

（4）每项实验后，应等动脉血压基本恢复并稳定后再进行下一项。

（5）每项实验都应有前后对照。

（6）实验小组成员之间应合理分工，相互协作，密切配合，以保证实验顺利进行。

【思考题】

（1）在减压反射活动中，减压神经和迷走神经的作用有何不同？

（2）刺激完整的减压神经，血压如果不出现变化，可能的原因是什么？

（3）肾上腺素和去甲肾上腺素对心血管活动的作用有何不同？为什么？

（4）放血后及补液对血压有何影响？为什么？

【案例】

患者，男，21岁，剧烈运动时自觉心慌、呼吸急促、胸闷、头晕而被迫终止运动，休息30分钟后检测指标恢复正常，自觉症状消失。

查体：运动后立即测脉搏 150 次/分，血压 150/90 mmHg，呼吸频率25 次/分。

实验室检查：心电图提示窦性心动过速。

初步诊断：窦性心动过速。

问题：采用哪种实验方法可模拟在不同机能状态下的心率、血压变化？

（陈连璧 张慧）

实验四 生理及病理因素对呼吸运动的影响

【实验目的】

学习呼吸运动和胸内压的记录方法，观察多种生理与病理因素对呼吸运动的影响，观察气胸对呼吸运动的影响。

【实验原理】

节律性呼吸运动是由呼吸中枢的节律性活动引起的。呼吸中枢的活动受内、外环境各种刺激的影响。神经和化学因素(如血液中的 PO_2、PCO_2 或 H^+)可直接作用于呼吸中枢或不同的感受器反射性地影响呼吸运动。当胸膜、肺或支气管受损时,气体进入胸膜腔形成气胸。气胸可分为闭合性气胸、开放性气胸、张力性气胸等。气胸时胸腔负压减小或消失,肺受压迫而萎缩,引起呼吸功能障碍,同时纵隔移位或摆动,引起血液循环障碍,严重者危及生命。

动物实验中常用的呼吸运动记录方法有 3 种,一是气道压力描记法,二是膈肌运动描记法,三是膈肌肌电描记法。本实验采用直接记录膈肌肌电的方法,同时监测动物胸内负压的改变,更准确地反映呼吸运动的变化。

【实验准备】

1.实验对象

实验对象为家兔。

2.实验器材和药品

BL-420N 生物信号采集与处理系统、张力换能器、肌电信号输入线、哺乳类动物手术器械一套、兔手术台、气管插管、胸内套管、注射器(20 mL、5 mL 各一个)、50 cm 长的橡皮管一条、纱布、丝线、球囊 2 个、保护电极、生理盐水、20%氨基甲酸乙酯、3%乳酸、CO_2、乏氧瓶(钠石灰)。

【实验步骤】

1.麻醉与固定

用 20%氨基甲酸乙酯(5 mL/kg)由耳缘静脉注入,待动物麻醉后仰卧位固定于手术台上,行气管插管。

2.分离颈部双侧迷走神经

操作方法见第一章第三节"神经分离术"。

3.引导膈肌肌电

切开胸骨下端剑突部位的皮肤,沿腹白线切开约 2 cm 左右,打开腹腔,暴露出剑突软骨;小心地将剑突周围的腹膜剪除,使剑突露出体外;翻开剑突,可见下方附着的 2 条膈肌条。直接将同心针电极插入膈肌条中引导膈肌肌电。也可取一根长 10 cm、直径 0.1~0.3 mm 的漆包线,将其两端的绝缘漆各刮除5 mm,插入到注射针头内,在针尖处露出 5 mm 并反折作为引导电极(见图

5-4)。将针头平行插入膈肌后,拔出针头,便将导线植入到膈肌内,在左、右两条膈肌条内各植入一根导线作为引导电极。

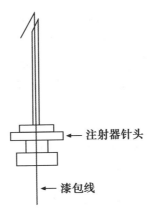

图 5-4 同心针电极示意图

4.记录胸内压

将胸内套管插入胸膜腔内,记录胸内压(操作方法见第二章的实验七"胸内压的测量和气胸的观察")。

5.仪器连接

(1)将膈肌肌电信号输入线连接到 BL-420N 生物信号采集与处理系统 1 通道输入接口。

(2)胸膜腔内压信号通过压力放大器连接于 2 通道输入接口。

(3)将监听输出接口连接音箱。

(4)开启 BL-420N 生物信号采集与处理系统。单击"信号输入"菜单,1 通道选择肌电,2 通道选择压力。根据拾取的信号大小,调节"增益"。

(5)单击"数据处理"菜单,选择"积分"。将 1 通道的膈肌肌电信号积分后显示在 3 通道。"积分方式"选择"绝对值积分",调节积分时间(积分时间设置应尽量长)和放大倍数,以获取清晰的图像。

【观察项目】

1.观察记录正常呼吸状态

观察记录正常呼吸运动时膈肌肌电信号和胸内压的变化曲线。

2.增加吸入气中 CO_2 浓度

将装有 CO_2 的球囊管口靠近气管插管侧口,将管上的夹子逐渐松开,缓慢增加吸入气中 CO_2 浓度。待膈肌肌电和呼吸发生明显变化后,夹闭 CO_2 球囊,观察呼吸运动恢复正常的过程。

3.缺 O_2

将一侧气管插管夹闭,待呼吸平稳后,另一侧套管通过乏氧瓶与盛有空气的球囊相连,使动物吸入球囊中的空气。经过一段时间后,球囊中的空气明显减少,但 CO_2 并不增多(呼出的 CO_2 被乏氧瓶中的钠石灰吸收),形成逐渐缺氧。观察缺氧时呼吸运动的变化,待呼吸运动变化明显后,去除乏氧装置,恢复正常通气。

4.增大无效腔

将一侧气管插管夹闭,待呼吸平稳后,把 50 cm 长的橡皮管管连接在气管插管另一侧上,令家兔通过此橡胶管进行呼吸,观察膈肌肌电和呼吸运动的变化。呼吸运动发生明显变化后去除橡皮管,恢复正常通气。

5.增加血液中 H^+ 浓度

由耳缘静脉较快地注入 3% 乳酸溶液 0.3~1 mL,观察呼吸运动的变化过程。

6.肺内注气、抽气实验

(1)注气试验:用注射器抽取 20 mL 空气,连接于气管插管一侧套管。待家兔呼吸平稳后,在吸气末立即堵塞另一侧套管,同时快速将气体注入肺内使肺维持在扩张状态 10 余秒,观察膈肌肌电和呼吸运动的变化。呼吸运动发生明显变化后,移除注射器并松开另一侧套管堵塞口,使其恢复通气。

(2)抽气试验:取 20 mL 注射器,插入气管插管一侧套管上。待家兔呼吸平稳后,在呼气末立即堵塞另一侧套管,同时快速抽气 20 mL,使肺维持在缩小状态 10 余秒,观察膈肌肌电和呼吸运动的变化。呼吸运动发生明显变化后,移除注射器并松开另一侧套管堵塞口,使其恢复正常通气。

7.窒息实验

夹闭气管插管的两侧套管,持续 10~20 s,引起动物窒息,观察此时呼吸运动的变化。

8.切断迷走神经

先切断一侧迷走神经,观察呼吸运动有何变化。再切断另一侧迷走神经,观察呼吸运动又有何变化。切断双侧迷走神经后,重复肺内注气、抽气实验,观察呼吸运动的变化。

9.实验性气胸

调节三通开关,用注射器快速向胸腔内分别注射 10 mL、50 mL、100 mL 空气,造成闭合性气胸,观察呼吸运动的变化。注意每次注气前应将前一次注入的气体抽出。

待动物呼吸运动恢复后,拔出胸膜腔套管,在穿刺部位用血管钳刺破胸膜,造成开放性气胸,观察动物呼吸运动及全身状态的变化。关闭胸膜腔破口后,观察呼吸运动有无恢复趋势。

【注意事项】

(1)气管插管时,如气管内有出血或黏液,应及时进行处理。

(2)插入胸内套管时,深浅要合适,并固定在胸壁上,否则容易刺破肺脏。

(3)在膈肌内插入引导电极时,深浅要合适,过深容易记录出心电,过浅电极易脱落。

(4)增加吸入气中 CO_2 浓度时,应缓慢松开夹球胆的夹子,且球胆开口不要直接对着气管插管开口,以免 CO_2 浓度增加过快造成呼吸运动的大幅度变化。

(5)经耳缘静脉注射乳酸时,注意不要刺穿静脉,以免乳酸外漏,引起动物挣扎。

【思考题】

(1)分析各项实验结果,缺 O_2、CO_2 及乳酸增多分别对呼吸运动的影响及机制有何不同?

(2)迷走神经在节律性呼吸运动中起何作用?

(3)胸内负压有何生理意义?气胸有哪些危害?

【案例】

患者,男,60 岁。咳、痰、喘 5 年,呼吸困难逐渐加重,烦躁不安、神志恍惚 1 天入院。

体征:口唇黏膜发绀,胸廓前后径增大,呈桶状胸;呼吸运动浅而快,频率加快,叩诊呈过清音;肺下界和肺浊音界下移,肺下界活动度减小;听诊呼吸音减弱,呼气延长,心音遥远。

检查:胸部 CT 检查示肺气肿;动脉血气分析可见血氧分压(PaO_2)降低,二氧化碳分压(PaCO_2)升高,pH 值降低。

初步诊断:阻塞性肺气肿、呼吸性酸中毒。

问题:

(1)患者呼吸运动减弱,频率增快的体征与动脉血气分压及 pH 值的变化有何关系?

(2)如何利用动物实验方法来验证动脉血氧(PaO_2)降低、二氧化碳分压($PaCO_2$)升高、pH 值降低对呼吸的影响?

(常翠鸣　瞿宝明)

实验五　膈神经放电

【实验目的】

采用电生理方法观察和记录家兔膈神经传出冲动发放,学习神经放电的电生理研究方法,并加深对呼吸节律来源的认识。

【实验原理】

呼吸中枢的节律性兴奋通过支配呼吸肌的膈神经和肋间神经,分别引起膈肌和肋间肌的节律性舒缩活动,从而引起节律性呼吸运动。

【实验准备】

1.实验对象

实验对象为家兔

2.实验器材和药品

BL-420N 生物信号采集与处理系统、计算机、监听器、哺乳类动物手术器材一套、引导电极及铁架台、张力换能器、双凹夹、注射器(30 mL、20 mL、1 mL)、CO_2气体、玻璃分针、20%氨基甲酸乙酯、生理盐水、医用液体石蜡加温至 38～40 ℃、10%尼可刹米注射液。

【实验步骤】

1.麻醉和固定

用 20%氨基甲酸乙酯(5 mL/kg)从兔耳缘静脉注射,待麻醉后,仰卧位固定于兔台上。行气管插管。

2.游离双侧迷走神经,穿线备用(略)

3.游离剑突

用普通剪刀剪掉家兔胸部中央和上腹部兔毛,在腹部中央纵向剪开皮肤,再用组织剪沿腹白线打开腹腔,游离出胸骨与剑突之间的骨连接处,并将此处剪断,使剑突可以随膈肌的运动而上下移动。

4.游离膈神经

分离并拉开颈部软组织,可在脊柱腹外侧看到由颈椎发出的第3、4、5颈神经,自颈椎斜向外侧。在甲状软骨下1~2 cm处是第3颈神经。在颈椎旁的肌肉上便可见一细的垂直下行的膈神经。膈神经由第4、5颈神经的腹支汇合成,在颈部下1/5处与臂丛(由颈5~8神经的腹支、胸1神经腹支汇合而成)交叉,在斜方肌的腹缘进入胸腔。用玻璃分针在臂丛上方分离膈神经2 cm左右,穿线置外周端备用。

颈部一侧皮肤接地。借助于U形架做好皮兜,并注入38 ℃液体石蜡保温,防止神经干燥。用玻璃分针将膈神经放至引导电极上,注意神经不可牵拉过紧,引导电极应悬空,不要触及周围组织。

5.仪器连接

(1)将膈神经放电的引导电极连接到BL-420N生物信号采集与处理系统1通道输入接口。

(2)将张力换能器固定在铁架台上,再将连接于换能器上的蛙心夹夹在剑突上。调整换能器上的弹簧片与剑突运动方向呈90°,张力换能器连接于2通道输入接口。

(3)将监听输出接口连接音箱。

(4)开启BL-420N生物信号采集与处理系统:①单击"输入信号"菜单中的"神经放电"实验模块,1通道记录神经放电,2通道记录呼吸运动曲线。根据拾取的信号大小,调节"增益"及"滤波",以获取最佳的信噪比和图像。②3通道记录神经放电频率积分,放电频率积分的直方图宽度选择60 ms,滤波选择50 Hz。③将监听输出信号接上监听器神经放电。

【观察项目】

1.观察正常呼吸运动与膈神经放电关系

实验者应注意膈神经放电形式(见图5-5)。

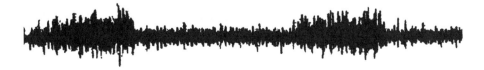

图 5-5　膈神经放电

2.增加吸入气中 CO_2 浓度

将装有 CO_2 的球囊管口对准气管插管侧口,将球囊管上的夹子逐渐松开,使 CO_2 吸入肺内,观察膈神经放电和呼吸运动的变化。

3.注入尼可刹米

由兔耳缘静脉注入稀释的 10% 尼可刹米注射液 0.6 mL(30 mg/kg),观察膈神经放电和呼吸运动的变化。

4.肺牵张反射时膈神经放电的观察

于气管套管的一个侧管上,借细橡皮管连以 30 mL 注射器,观察一段呼吸运动。在吸气相之末,先将气管插管的一侧管堵塞,然后立即将注射器内事先装好的空气约 20 mL 迅速注入肺内,使肺维持在扩张状态。观察此时呼吸状态和膈神经放电的变化。当呼吸运动恢复后,解除堵塞,休息数分钟。待呼吸运动平稳后,于呼气相末,再堵塞气管插管的一侧管。用注射器抽取肺内气体 $15\sim20$ mL,使肺维持在萎陷状态。观察呼吸运动和膈神经放电的变化。当呼吸运动恢复后,解除堵塞。以上观察可反复进行几次。

5.切断迷走神经

切断一侧迷走神经,观察膈神经放电和呼吸运动有何变化。然后再切断另一侧迷走神经,观察膈神经放电和呼吸运动又有何变化。在切断两侧迷走神经后,重复上述向肺内注气或抽气试验,观察呼吸运动及膈神经放电有否改变。

【注意事项】

(1)分离膈神经时,动作要轻柔;神经分离要干净,不能有血液和组织黏着。

(2)膈神经放电的观察内容指群集放电的频率、振幅;呼吸运动的观察内容指其频率和幅度。

(3)游离剑突时,注意不要把膈肌弄破,以免造成气胸。

(4)用注射器自肺内抽气时,切勿过多,以免引起动物死亡。

(5)每项实验做完后,待膈神经放电和呼吸运动恢复正常后,再进行下一项实验。要注意每项实验都要有前后对照。

【思考题】

(1)试描述膈神经放电的形式。其与减压神经放电形式比较,有何不同?

(2)阐述每项实验结果的作用机制。

(常翠鸣　瞿宝明)

实验六　消化道平滑肌的生理特性及药物的影响

【实验目的】

(1)通过记录离体小肠在模拟内环境中的活动,观察哺乳类动物胃肠平滑肌的一般特性。

(2)学习哺乳类动物离体器官灌流的方法。

(3)观察某些药物、神经递质、受体阻断剂以及缺氧对胃肠平滑肌特性的影响。

【实验原理】

消化道平滑肌的运动具有促使消化液和食物混合、推进食糜、促进营养物质吸收等功能。其具有自动节律性、紧张性、较大的伸展性、较低的兴奋性、对化学药物、温度及机械牵拉的敏感性等生理特征。将消化道平滑肌置于适宜的内环境中,在一定时间内可保持其正常生理特性。内环境中离子成分、渗透压、酸碱度、温度、氧分压、神经递质等发生改变,可明显影响消化道平滑肌的收缩反应。

【实验准备】

1.实验对象

实验对象为家兔。

2.实验器材和药品

麦氏恒温水浴装置或恒温平滑肌槽、BL-420N 生物信号采集与处理系统、张力换能器(量程为 30～50 g 以上)、增氧泵、温度计、木槌、普通剪刀、组织剪、组织镊、螺旋夹、烧杯、30 mL 注射器、长吸管(玻璃)、铁架台、双凹夹、台氏液、无 Ca^{2+} 台氏液、1∶10 000 肾上腺素、1∶10 000 乙酰胆碱、1∶1 000 阿托品溶液、1∶1 000 新斯的明溶液、0.1 mmol/L 苯海拉明、0.01 mmol/L 西咪替丁、1 mol/L氢氧化钠、1 mol/L 盐酸。

【实验步骤】

1.熟悉麦氏恒温水浴装置

使用前应先将水浴装置刷洗干净,浴锅中充满蒸馏水或自来水。向灌流浴槽内加台氏液至浴槽高度的 2/3 处。实验时每次加台氏液均以此高度为参考水平。恒温工作点定在 38 ℃左右。

2.制备标本

用木槌击兔头耳后的枕骨使其昏迷。用普通剪刀剪除腹部的毛,沿腹部中央剪开皮肤,用组织剪沿腹白线剖开腹腔,找出胃。在幽门与十二指肠交界处,用组织剪将十二指肠剪断,用组织镊夹住十二指肠断端,沿肠缘剪掉与肠管相连的肠系膜,并取下十二指肠及其邻近的小肠 20～30 cm。把离体的肠段置于 4 ℃左右的台氏液中轻轻漂洗,并用注射器抽取台式液注入肠腔内以清洗肠管内容物。用组织剪将清洗干净的肠管分成数段,每段长 2～3 cm。用线结扎其一端,固定在通气管的挂钩上,另一端夹在与张力换能器相连的蛙心夹上,放入装有 38 ℃台氏液的平滑肌浴槽中。肠段与张力换能器之间的连线必须垂直,勿牵拉过紧或过松,且不得与浴槽的管壁和通气管接触,以免摩擦振荡影响实验结果。

3.连接增氧泵

增氧泵与氧通气管相连以供应氧气,氧通气管经浴槽的侧管插入灌流浴槽底部,调节氧气流量,以使气泡一个个地逸出为宜。

4.仪器连接

(1)开启 BL-420N 生物信号采集与处理系统、计算机电源。

(2)张力换能器插头与 BL-420N 生物信号采集与处理系统的 1 通道连接(见图 5-6)。

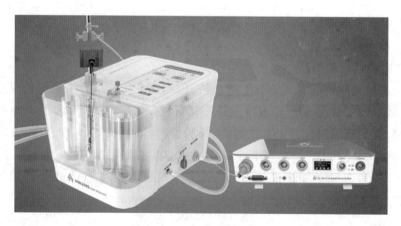

图 5-6　实验装置示意图

（3）点击桌面上的 BL-420N 生物信号采集与处理系统进入实验界面，在实验项目中选择"消化实验"的"小肠平滑肌生理特性"实验模块。

根据信号窗口显示的小肠平滑肌收缩活动的曲线，调试增益和扫描速度。

【观察项目】

（1）观察离体小肠平滑肌在 38 ℃台氏液中的收缩活动曲线：观察小肠平滑肌收缩曲线的节律、频率、幅度和波形，注意收缩曲线的基线升高，表示小肠平滑肌紧张性升高；相反，收缩曲线的基线下降，表示其紧张性降低。

（2）关闭恒温浴槽的电源开关，观察室温下台氏液中小肠平滑肌收缩曲线。

（3）启动恒温浴槽的电源开关，加热麦氏浴槽的台氏液的温度至 38 ℃，观察收缩曲线的改变，以下各项均在 38 ℃条件下进行。

（4）向灌流浴槽的台氏液中加入 1：10 000 肾上腺素 2 滴，记录肠段的反应。在观察到明显效应后，更换 38 ℃新鲜台氏液，用新鲜台氏液冲洗 2 次，再换上等量的新鲜台氏液，使肠段活动恢复正常。

（5）在台氏液中加 1：10 000 乙酰胆碱溶液 2 滴，记录肠段的反应，在观察到明显效应后，更换新鲜台氏液（方法同上），使肠段活动恢复正常。

（6）在台氏液中加入 1：1 000 阿托品 2 滴，记录肠段的反应。观察到明显效应后。在观察到明显效应后，更换新鲜台氏液（方法同上），使肠段活动恢复正常。

（7）在台氏液中加入 1：1 000 新斯的明溶液 2 滴，记录肠段的反应。观察到明显效应后，更换新鲜台氏液，使肠段活动恢复正常。

（8）在浴槽中加入 40 mmol/L 的 H_1 受体阻断剂苯海拉明 2 滴，观察到明显效应后，更换新鲜台氏液，注意需冲洗 3 次，使肠段运动恢复正常。

（9）在浴槽中加入 40 mmol/L 的 H_2 受体阻断剂西咪替丁 2 滴，观察到明显效应后，更换新鲜台氏液，注意需冲洗 3 次，使肠段运动恢复正常。

（10）将浴槽中的台氏液放掉后，加入无 Ca^{2+} 台氏液，记录肠段的反应，观察到明显效应后，更换新鲜台氏液，使肠段活动恢复正常。

（11）在台氏液中加入 1 mol/L HCl 2 滴，记录肠段的反应，观察到明显效应后，在含有 HCl 的台氏液中直接加入 1 mol/L NaOH 2 滴，观察肠段收缩活动的变化。

（12）整理实验记录，将实验结果填表（见表 5-1），并逐一加以解释。

表 5-1　兔离体小肠平滑肌特性

观察项目	紧张性	收缩频率	收缩幅度
1. 38 ℃台氏液			
2. 室温台氏液			
3. 1∶10 000 肾上腺素			
4. 1∶10 000 乙酰胆碱			
5. 1∶1 000 阿托品			
6. 1∶1 000 新斯的明			
7. 40 mmol/L 苯海拉明			
8. 40 mmol/L 西咪替丁			
9. 无 Ca^{2+} 台氏液			
10. 1 mol/L HCl			
11. 1 mol/L NaOH			

【注意事项】

(1)加药以前,应先准备好更换用的 38 ℃的新鲜台氏液。

(2)上述各药液加入的量系参考数据,效果不明显者可以适当补加,但切不可一次加药过多。

(3)每次实验效果明显后,立即更换浴槽内的台氏液,用新鲜的台氏液冲洗肠段 2～3 次,以免平滑肌出现不可逆反应。

(4)浴槽内温度应保持在 38 ℃,不能过高或过低。

【思考题】

(1)试比较维持哺乳动物离体小肠平滑肌活动和维持离体蛙心活动所需的条件有何不同,为什么?

(2)增加灌流液中钾离子浓度,肠段运动有何影响?为什么?

(刘克敬　瞿宝明)

实验七　肠平滑肌和奥狄氏括约肌电活动的记录

【实验目的】

(1)学习哺乳动物平滑肌和奥狄氏括约肌肌电活动的引导和记录方法。

(2)观察某些神经、体液和药物等因素对小肠平滑肌和奥狄氏括约肌肌电活动的影响。

【实验原理】

肠道平滑肌和奥狄氏括约肌与其他可兴奋组织一样可产生生物电活动,并可通过兴奋-收缩耦联过程发生机械收缩。小肠平滑肌和奥狄氏括约肌肌电活动受多种神经、体液因素的调节,如交感神经、副交感神经、胆囊收缩素、胃动素等,还受多种药物的影响,如 M 受体激动剂和阻断剂,α、β 受体激动剂和阻断剂等。

【实验准备】

1.实验对象

实验对象为家兔。

2.实验器材和药品

BL-420N 生物信号采集与处理系统、同心针引导电极、兔手术台、哺乳动物手术器械 1 套、肌肉牵开器、手术灯、注射器(1 mL、2 mL、20 mL)、丝线、纱布、棉球、20％氨基甲酸乙酯、1∶10 000 乙酰胆碱、阿托品注射液、1∶10 000 去甲肾上腺素、0.5 mg/mL 新斯的明、10 mg/mL 酚妥拉明、红霉素。

【实验步骤】

1.术前准备

(1)实验前家兔禁食 1 天,只给饮水。

(2)将同心针电极套一塑料软管(电极尖端裸露 5 mm)。

2.麻醉与固定

20％氨基甲酸乙酯(5～6 mL/kg)自耳缘静脉注射麻醉。麻醉后将动物取仰卧位固定于手术台上。

3.气管插管(略)

4.腹部手术

(1)从胸骨剑突下沿腹中线切开腹皮肤,再用组织剪沿腹白线剪一长约 10 cm切口,用肌肉牵开器将腹壁切口向两侧牵开,以暴露腹腔脏器。

(2)沿幽门找到十二指肠,将其向尾侧翻转,即可看到位于其后壁的奥狄氏括约肌。奥狄氏括约肌略显红黄色,稍微凸起,向上连接胆总管,易于辨认。将同心针电极刺入奥狄氏括约肌浆膜下肌层内,使埋入肌肉的电极长度约为 1.5~2 mm,固定引导电极以防滑脱。

(3)选择一段空肠,采用上述奥狄氏括约肌肌电引导方法,将引导电极垂直刺入肠浆膜下肌层内,将地线接于腹部手术切口。

5.仪器连接

(1)将奥狄氏括约肌肌电引导电极连接于 BL-420 生物信号采集与处理系统的 1 通道。

(2)将肠平滑肌肌电引导电极连接于 BL-420 生物信号采集与处理系统的 2 通道。

(3)开机并进入 BL-420N 生物信号采集与处理系统。

(4)在"输入信号"菜单中分别选择"1 通道""2 通道"菜单项,单击"肌电"命令项。

(5)单击启动键启动生物信号的采集与显示。

(6)参数设置:时间常数 0.1 s,高频滤波 300 Hz,增益 1 000,扫描速度 1 s/div。

(7)实验项目完成后,用鼠标点击工具条上的"停止"键,完成数据文件的命名和保存。

(8)用鼠标点击工具条上的"数据反演"键,选择保存的数据文件,根据实验项目截取实验曲线,并粘贴及打印。

【观察项目】

(1)观察记录正常肠平滑肌肌电和奥狄氏括约肌肌电。

(2)静脉注射 1∶10 000 乙酰胆碱 0.3 mL,观察 2 种肌的电变化。

(3)静脉注射 1∶10 000 去甲肾上腺素 0.3 mL,观察 2 种肌的电变化。

(4)静脉注射阿托品 1 mg/kg,观察 2 种肌的电变化。

(5)静脉注射 0.5 mg/mL 新斯的明 50 μg/kg,观察 2 种肌的电变化。

(6)静脉注射 10 mg/mL 酚妥拉明 2 mg/kg,观察 2 种肌的电变化。

(7)重复静脉注射 1∶10 000 去甲肾上腺素 0.3 mL,观察两种肌的电变化。

(8)静脉注射红霉素(红霉素可作用于胃动素受体引起胃动素类似的作用)50mg/kg,观察两种肌的电变化。

【注意事项】

(1)操作过程中操作要轻柔,应尽量减少对小肠和奥狄氏括约肌的机械刺激,否则不易引导肌电活动。

(2)引导记录肌电活动时为减少呼吸运动的干扰,可将浸有液体石蜡的棉片放在引导部位表面作为隔离。

【思考题】

(1)比较两种肌电活动的特征。

(2)解释实验结果。

(3)实验结果说明什么问题?

(刘克敬　瞿宝明)

实验八　生理及药物因素对尿生成的影响

【实验目的】

(1)学习动物实验中尿液收集和分析的方法,观察迷走神经及某些利尿药和血管收缩物质等对尿生成的影响。

(2)加深对尿生成过程及其调节机制的理解。

【实验原理】

肾的主要功能是生成尿液。尿生成过程包括肾小球滤过,肾小管和集合管的重吸收与分泌和排泄三个环节,凡影响上述过程的因素都可以影响尿的生成。

利尿药是一类作用于肾,能增加电解质及水排泄,使尿量增多的药物。呋塞米(速尿)作用于髓袢升支粗段,为高效利尿药。脱水药又称渗透性利尿药。此类药物经静脉给药后,可以迅速提高血浆和肾小管液的渗透压,从而促使组织内水分向血浆转移而使组织脱水。同时其原形经肾迅速排泄时,可通过渗透压作用带出水分而产生利尿作用。甘露醇、高渗葡萄糖均为脱水药。

【实验准备】

1.实验对象

实验对象为家兔。

2.实验器材和药品

BL-420N 生物信号采集与处理系统、压力换能器、刺激器(多用仪)、保护电极、记滴器、恒温水浴、哺乳类动物手术器械 1 套、兔手术台、气管插管、动脉插管、膀胱漏斗或输尿管导管、注射器(2 mL、20 mL)及针头、体重秤、胶布、20％氨基甲酸乙酯、生理盐水、1％呋塞米(速尿)、20％甘露醇溶液、20％葡萄糖溶液、1∶10 000 去甲肾上腺素、垂体后叶激素、尿糖试纸。

【实验步骤】

1.麻醉与固定

沿耳缘静脉注射 20％氨基甲酸乙酯(5 mL/kg),待动物麻醉后仰位固定于手术台上。

2.插气管插管,分离右侧迷走神经(略)

3.分离两侧颈总动脉

分离出两侧颈总动脉后穿线备用。左侧颈总动脉行动脉插管供动脉血压测量,右侧动脉供放血用。其操作方法参见"心血管活动的神经体液调节"实验。

4.尿液收集

(1)膀胱导尿法:自耻骨联合上缘向上沿正中线做 4 cm 皮肤纵切口;再沿腹白线剪开腹壁及腹膜(勿伤腹腔脏器),找到膀胱,将膀胱翻至体外(勿使肠管外露,以免血压下降);再于膀胱底部找出两侧输尿管,认清两侧输尿管在膀胱的开口部位;小心地从两侧输尿管下穿一丝线,将膀胱上翻,结扎尿道。然后,在膀胱顶部血管较少处剪一小口,插入膀胱漏斗,用线结扎固定;漏斗口应对着输尿管开口处并紧贴膀胱壁,膀胱漏斗的另一端用导管连接至受滴器。

(2)输尿管导尿法:沿膀胱找出并分离左右输尿管,在靠近膀胱处穿线将其结扎,再在离此结扎约 2 cm 的输尿管近肾脏端穿一根线,在管壁剪一斜向肾侧的小切口,插入充满生理盐水的 Y 形塑料导尿管的长端,并用留置的线将其固定。按同样方法再插入另一侧输尿管导管,导尿管的另一端连至受滴器。手术完毕后,用温生理盐水纱布覆盖腹部创口。

4.仪器连接

(1)打开 BL-420N 生物信号采集与处理系统电源,选择"泌尿实验"菜单中"影响尿生成的因素"实验模块。

(2)压力换能器插头插入 BL-420N 生物信号采集与处理系统 1 通道(Ch1)输入插口,记录血压的变化。

(3)受滴器的输入线插到 BL-420N 生物信号采集与处理系统前面板的记滴输入插口,记录尿量的变化(见图 5-7)。

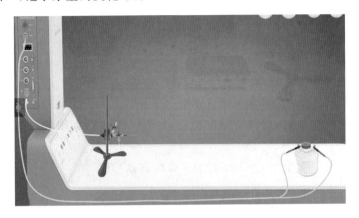

图 5-7 尿量检测装置示意图

(4)点击"实验开始"按钮,观察记录血压和尿滴信号。

【观察项目】

(1)记录正常情况下的尿量和血压。

(2)静脉注射 38 ℃生理盐水 20～50 mL,观察血压和尿量的变化。

(3)电刺激迷走神经外周端:待尿量基本恢复后,提起右侧迷走神经备用丝线,靠近头端结扎,用眼科剪剪断迷走神经,将迷走神经外周端搭在保护电极上,施加电刺激(在"设置刺激器参数"对话框中调节实验参数。刺激方式为连续单刺激,刺激强度为 2～10 V,刺激频率为 5～30 Hz),使血压维持在低水平(50 mmHg)15～20 s,观察血压和尿量的变化。

(4)尿糖定性试验:取尿液 2 滴至尿糖试纸上做尿糖定性试验。然后静脉注射 38 ℃的 20%葡萄糖 5 mL,观察尿量的变化,待尿量明显增多时,再取尿液 2 滴做尿糖定性试验。

(5)静脉注射 1∶10 000 去甲肾上腺素 0.5 mL,观察血压和尿量的变化。

(6)静脉注射速尿(5 mg/kg),观察尿量和血压的变化。

(7)静脉注射垂体后叶素 2 U,观察血压和尿量的变化。

(8)从右侧颈总动脉放血至血压明显下降,观察尿量的变化,放出的血液收集在放有肝素的烧杯内,轻轻摇动烧杯使肝素与血液均匀地混合,以备回输。

(9)从颈外静脉回输放出的血液,观察输血过程中尿量的变化。

(10)静脉注射20%甘露醇5 mL,观察尿量的变化。

【注意事项】

(1)选择兔体重为2.0~3.0 kg,实验前多喂给菜叶。

(2)本实验需多次静脉注药,应注意保护耳缘静脉,注射部位应从耳尖开始,逐步向耳根移行。如静脉内置留注射器针头,则在每次注药后需推注生理盐水,防止凝血。

(3)手术操作应轻柔,避免损伤性尿闭。腹部切口不可过大。剪开腹膜时应避免损伤内脏,勿使胃肠外露。术后要用湿纱布覆盖手术切口,以防体液流失。

(4)每项实验前后,均应有对照记录,待前一项药物作用基本消失后,再观察下一项。

(5)在做尿糖测定时,需采用新的干净的容器盛尿。

【思考题】

(1)解释各项观察结果及其发生机制。

(2)试比较2种尿液收集方法的优缺点。

(3)在尿生成实验中,为何多选用刺激右侧迷走神经?

【案例】

患者,男,48岁,口干、多饮、多尿、体重减轻多年,近2天因上呼吸道感染,高热入院。

体检:体温39.1 ℃,脉搏115次/分,呼吸23次/分,血压115/80 mmHg,呼吸深快,可闻及烂苹果味。空腹血糖:8.7 mmol/L、血液pH值小于7.0、尿糖(＋＋)、尿酮(＋＋)。

初步诊断:糖尿病,酮症酸中毒。

问题:

(1)糖尿病患者为何多尿? 如何验证渗透性利尿?

(2)该患者空腹血糖升高,尿中是否有糖? 用何方法能检测尿中是否有糖?

(3)制作一份控制糖尿病的宣传海报。

(刘克敬　瞿宝明)

第六章　机能学实验设计

【实验目的】

机能学实验设计是指针对某项与机能学有关的未知或未全知的问题（即研究目标或问题），采用科学的思维方法，进行实验设计、探索研究的一种开放式的实验教学。

在教师的组织和指导下，学生运用已学理论知识、所掌握的实验技能和实验室的现有条件，自行拟订实验设计方案，并系统地完成实验的选题、论证、技术操作、结果观察、记录与分析、讨论和总结。其旨在通过实验设计训练，调动学生的学习主动性，使其掌握现代实验研究技术，养成严格的科学态度、严谨的思维方法、观察、分析、思考及解决实际问题的能力。同时，还可开拓学生的知识面，使其了解科学发展前沿及相关研究方法，有利于学生创新思维能力的培养和综合素质的提升。

【实施步骤】

（一）基本要求

1.指导教师讲解基本要求

指导教师应提前 3～4 周在课堂上对学生讲解机能学实验设计目的、意义、内容和方法等基本要求。然后其让学生分组，自行查阅资料、选择课题、设计实验路线和方法，进行充分准备，写出实验设计书。

2.指导教师介绍机能学实验室的现有条件

指导教师在布置任务时，向学生介绍机能学实验室的现有条件，对实验动物、仪器、药品、器材等加以适当限制，以免学生设计出无法进行的实验。

211

（二）学生分组进行实验设计

1.选题

学生应提出初步设想，查阅大量文献资料，了解有关研究现状，找出问题，明确实验目的，提出新的构思和假说，最后拟定实验题目。

选题要具有科学性、创新性、可行性和实用性。科学性是指选题要符合科学规律，立题依据充分。创新性是指选题具有自己的独到之处，具有新意，不重复他人工作。可行性是指选题目的明确，研究内容切合设计者的能力和实验室条件，实验指标客观，能够顺利实施，选题不可过大。实用性是指选题具有明确的理论意义和实践意义。

2.进行实验设计

根据实验目的和要求，以问题为中心设计实验方案，选择实验技术方法、观测指标、实验结果的记录和处理方法，分析实验结果，得出实验结论。

（1）实验设计的基本要求

1）遵循实验设计的三个基本原则（即对照、随机、重复），确保实验设计的科学性。对照指的是实验应当设立实验组和对照组，以便消除非实验因素造成的误差。随机是指研究总体中的每一个体都有同等机会被分配到任何一个组中，分组结果不受人为因素的干扰和影响，以保证实验结果的可信性和客观性。重复是指合理确定样本大小，在相同实验条件下进行多次研究或多次观察，以保证实验结果的可靠性和科学性。

2）恰当选择实验对象、实验模型、样本大小，进行动物的随机抽样分组。

3）观察指标应有的放矢，不宜过多，避免贪多求全。实验指标的选定要具有特异性、客观性、重复性、灵敏性、精确性和可行性。特异性指的是能专一地反映某一特定的现象和被研究问题的本质。客观性指的是选用仪器检测并显示准确数据的量化指标，避免主观片面性的干扰。重复性指的是在相同实验条件下，实验结果可以重复出现。灵敏性指的是指标能显示出观测指标的微小变化，避免假阴性结果。精确性指的是指标具有较好的精确度和精密度。可行性指的是指标要有充分依据，并符合设计者和实验室的技术条件。

4）选择相应的实验方法，拟定好实验记录格式，要保证原始记录的完整性。

5）对实验结果进行全程观察。观察和记录时要严谨、细致、客观、实事求是，力戒主观片面性。对实验条件和实验过程也要做详细的记录。

6）选择适当的统计学处理方法，以对实验结果作出正确分析。

（2）实验设计的内容

实验设计的内容和格式见实验设计书，基本内容如下。

1)实验题目:题目是实验设计的出发点和归结点,也是实验内容的集中体现,要求简明扼要。

2)立项依据:说明立题的理论和实践根据、实验的意义、拟解决的主要问题和拟达到的目的,按照要求详细列出主要参考文献和论著。

3)实验动物、器材和药品:写明实验动物名称、品种、规格、数量;药品和试剂的名称、规格;仪器设备名称等,以便于实验技术人员准备。

4)实验步骤与方法:写明实验的每一步骤及其所用的方法。例如,动物的分组、麻醉、固定、手术操作程序;用药剂量和给药途径;仪器设备连接方法和参数的设置;刺激方法及记录方法;实验资料的统计学处理方法等。

5)实验方法与观察项目:依次写明具体方法及观察项目的内容。

6)预期结果和预期结论:推测本实验可能出现的结果,是否得到预期的结论。

7)分析实验过程中可能遇到的问题及解决方法。

8)指导教师的评语。

(三)组织实施

1.进行预备实验

在完成实验准备后进行。各小组根据实验设计方案进行预实验,以检查各项准备工作是否完善,实验方法是否可行,为进行正式实验提供修正意见或经验。

2.课堂讨论

预实验结束后进行实验设计的论证答辩。各小组同学介绍各自的实验设计的选题、实验目的、实验动物、器材和药品、实验步骤、检测指标、实验结果和初步结论等。然后由老师和同学就课题的合理性、可行性进行提问。最终,从各组的设计方案中选出一份最好的或综合出一份公认的实验设计,作为本实验室的正式实验加以实施。

3.正式实验

按照选定的实验设计方案由学生进行实际操作。教师进行必要的指导,以确保学生完成各项实验设计内容的实施。

4.实验结果整理

在教师指导下,学生应及时整理实验结果,撰写出实验报告。实验报告须论点突出,论据充实,文字简练,逻辑性强,实验结果分析讨论正确,结论合理恰当,如实验失败或发生意外结果,应分析其可能的原因。

（四）实验设计总结

教师根据本次实验设计的质量、最终实验结果、实验报告质量、实验过程中学生或实验小组的表现，以及本次教学设计工作的总结与实施的方面，进行综合评价。

第七章　虚拟实验

实验一　家兔的基本操作虚拟仿真综合实验

（1）登录虚拟实验平台（http://60.216.38.157:882/index.html），选择虚拟实验课程中生理学模块的"家兔的基本操作虚拟仿真综合实验"。

（2）阅读实验目的、原理。

（3）观看模拟实验。

（4）虚拟实验操作：根据虚拟实验提示，完成家兔颈部、腹部、股部等部位的手术操作。

（5）观看虚拟实验和模拟操作后，完成本次虚拟实验项目考试。

实验二　蟾蜍基本操作

（1）登录虚拟实验平台（http://60.216.38.157:882/index.html），选择虚拟实验课程中生理学模块的"蟾蜍基本操作"。

（2）阅读实验目的、原理。

（3）观看模拟实验、波形、实验项目视频。

（4）虚拟实验操作：根据虚拟实验提示，完成坐骨神经-腓肠肌标本制备、坐骨神经-腓神经标本制备、离体蛙心制备。

（5）观看虚拟实验和模拟操作后，完成本次虚拟实验项目考试。

实验三　刺激强度与骨骼肌收缩的关系

(1)登录虚拟实验平台(http://60.216.38.157:882/index.html),选择虚拟实验课程中生理学模块的"刺激强度与骨骼肌收缩的关系"。

(2)阅读实验目的、原理。

(3)观看模拟实验、波形、实验项目视频。

(4)虚拟实验操作:根据虚拟实验提示,完成坐骨神经-腓肠肌标本制备、仪器连接及实验项目。

(5)观看虚拟实验和模拟操作后,完成本次虚拟实验项目考试。

实验四　刺激频率与骨骼肌收缩的关系

(1)登录虚拟实验平台(http://60.216.38.157:882/index.html),选择虚拟实验课程中生理学模块的"刺激频率与骨骼肌收缩的关系"。

(2)阅读实验目的、原理。

(3)观看模拟实验、波形、实验项目视频。

(4)虚拟实验操作:根据虚拟实验提示,完成坐骨神经-腓肠肌标本制备、仪器连接及实验项目。

(5)观看虚拟实验和模拟操作后,完成本次虚拟实验项目考试。

实验五　神经干动作电位引导

(1)登录虚拟实验平台(http://60.216.38.157:882/index.html),选择虚拟实验课程中生理学模块的"神经干动作电位引导"。

(2)阅读实验目的、原理。

(3)观看模拟实验、波形、实验项目视频。

(4)虚拟实验操作:根据虚拟实验提示,完成坐骨神经-腓神经标本制备、仪器连接及实验项目。

(5)观看虚拟实验和模拟操作后,完成本次虚拟实验项目考试。

实验六　蛙坐骨神经兴奋传导不应期测定

（1）登录虚拟实验平台（http://60.216.38.157:882/index.html），选择虚拟实验课程中生理学模块的"蛙坐骨神经兴奋传导不应期测定"。

（2）阅读实验目的、原理。

（3）观看模拟实验、波形、实验项目视频。

（4）虚拟实验操作：根据虚拟实验提示，操作完成坐骨神经-腓神经标本制备、仪器连接及实验项目及实验项目。

（5）观看虚拟实验和模拟操作后，完成本次虚拟实验项目考试。

实验七　蛙坐骨神经兴奋传导速度的测定

（1）登录虚拟实验平台（http://60.216.38.157:882/index.html），选择虚拟实验课程中生理学模块的"蛙坐骨神经兴奋传导速度的测定"。

（2）阅读实验目的、原理。

（3）观看模拟实验、波形、实验项目视频。

（4）虚拟实验操作：根据虚拟实验提示，完成坐骨神经-腓神经标本制备，仪器连接及实验项目。

（5）观看虚拟实验和模拟操作后，完成本次虚拟实验项目考试。

实验八　ABO 血型判断

（1）登录虚拟实验平台（http://60.216.38.157:882/index.html），选择虚拟实验课程中生理学实验模块的"ABO 血型判断"。

（2）阅读实验目的、原理。

（3）虚拟实验操作：根据虚拟实验提示，进行操作。

（4）观看虚拟实验和模拟操作后，完成本次虚拟实验项目考试。

实验九　离体蛙心灌流

（1）登录虚拟实验平台（http://60.216.38.157:882/index.html），选择虚拟实验课程中生理学模块的"离体蛙心灌流"。

（2）阅读实验目的、原理。

（3）观看视频，学习蟾蜍捉持方法、破坏脑和脊髓的方法、暴露心脏及仪器连接方法。

（4）虚拟实验操作：根据虚拟实验提示，完成实验步骤、记录心跳曲线，观察各种离子对心脏收缩性能的影响。

（5）观看虚拟实验和模拟操作后，完成本次虚拟实验项目考试。

实验十　家兔血压的调节

（1）登录虚拟实验平台（http://60.216.38.157:882/index.html），选择虚拟实验课程中生理学实验模块的"家兔血压调节"。

（2）阅读实验目的、原理。

（3）观看视频，请关注基本实验操作步骤、气管插管、减压神经、迷走神经和颈总动脉插管术。

（4）虚拟实验操作：根据虚拟实验提示，实验操作，记录和观察神经体液因素及药物对心血管活动的影响。验证心血管活动的调节机制。

（5）反复练习并完成网上虚拟操作考试。

实验十一　家兔呼吸运动的调节

（1）登录虚拟实验平台（http://60.216.38.157:882/index.html），选择虚拟实验课程中生理学实验模块的"家兔呼吸运动的调节"。

（2）阅读实验目的、原理。

（3）观看视频，请关注基本实验操作步骤、气管插管、迷走神经和剑突软骨分离术、胸膜腔插管术。

(4)虚拟实验操作:根据虚拟实验提示,观察各种刺激作用于中枢或不同的感受器反射性地影响呼吸运动,包括呼吸中枢的直接调节和肺牵张反射、化学感受器反射性调节,验证呼吸运动的调节机制。记录和观察平静呼吸时胸内压和气胸时胸内压的变化。

(5)反复练习并完成网上虚拟操作考试。

实验十二　消化道平滑肌的生理特性及药物的影响

(1)登录虚拟实验平台(http://60.216.38.157:882/index.html),选择虚拟实验课程中药理学模块的"消化道平滑肌的生理特性及药物的影响"。

(2)阅读实验目的、原理。

(3)观看视频,请关注肠段(十二指肠)标本的制备和悬挂方法、各种存活条件的实现装置和加药及软件使用。

(4)虚拟实验操作:根据虚拟实验提示,完成实验操作,观察和记录观察某些药物、神经递质、受体阻断剂以及缺氧对胃肠平滑肌特性的影响。

(5)查看实验结果,分析原因。

(6)观看虚拟实验和模拟操作后,完成本次虚拟实验项目考试。

实验十三　影响尿液生成的因素

(1)登录虚拟实验平台(http://60.216.38.157:882/index.html),选择虚拟实验课程中生理学模块的"影响尿液生成的因素"。

(2)阅读实验目的、原理。

(3)观看视频,学习家兔气管插管、膀胱插管的方法及仪器连接方法。

(4)虚拟实验操作:根据虚拟实验提示,完成实验操作,观察神经及某些利尿药和血管收缩物质等对尿生成的影响,加深对尿生成过程及其调节机制的理解。

(5)观看虚拟实验和模拟操作后,完成本次虚拟实验项目考试。

实验十四　豚鼠耳蜗的生物电现象观察

（1）登录虚拟实验平台（http://60.216.38.157:882/index.html），选择虚拟实验课程中生理学模块的"耳蜗的微音器电位与听神经动作电位"实验。

（2）阅读实验目的、原理。

（3）观看视频，学习豚鼠腹腔麻醉和仪器连接的方法。

（4）观看虚拟实验和模拟操作后，完成本次虚拟实验项目考试。

实验十五　药物剂量对药物作用的影响

（1）登录虚拟实验平台（http://60.216.38.157:882/index.html），选择虚拟实验课程中药理学模块的"药物剂量对药物作用的影响"。

（2）阅读实验目的、实验原理。

（3）观看实验录像，学习小鼠染色、捉拿、腹腔给药的方法，理解量效反应曲线的定义和意义。

（4）虚拟实验操作：根据网页提示，给每组小鼠注射不同剂量的水合氯醛，记录翻正反射消失的时间。

实验十六　给药途径对药物作用的影响

（1）登录虚拟实验平台（http://60.216.38.157:882/index.html），选择虚拟实验课程中药理学模块的"给药途径对药物作用的影响"。

（2）阅读实验目的、实验原理。

（3）虚拟实验操作：根据虚拟实验提示，完成实验操作，学习观察肌张力的方法，比较不同的给药途径对药物作用的影响。

（4）完成网上思考题。

实验十七　地西泮抗惊厥作用

(1)登录虚拟实验平台(http://60.216.38.157:882/index.html),选择虚拟实验课程中药理学模块的"地西泮抗惊厥作用"。

(2)阅读实验目的、原理。

(3)虚拟实验操作:根据网页提示,完成小鼠分组和药物注射,学习动物惊厥模型的制作方法,观察药物的抗惊厥作用。

(4)完成网上思考题。

实验十八　镇痛药的镇痛作用——扭体法

(1)登录虚拟实验平台(http://60.216.38.157:882/index.html),选择虚拟实验课程中药理学模块的"镇痛药的镇痛作用——扭体法"。

(2)阅读实验目的、原理。

(3)虚拟实验操作:根据网页提示,完成小鼠分组和药物注射,观察小鼠的扭体反应和哌替啶、阿司匹林的镇痛作用,学习疼痛模型复制的方法。

(4)完成网上思考题。

实验十九　镇痛药的镇痛作用——热板法

(1)登录虚拟实验平台(http://60.216.38.157:882/index.html),选择虚拟实验课程中药理学模块的"镇痛药的镇痛作用——热板法"。

(2)阅读实验目的、原理。

(3)虚拟实验操作:学习冷板仪的使用方法和镇痛药的热板实验方法,观察哌替啶的镇痛作用。

(4)完成网上思考题。

实验二十　普萘洛尔的抗缺氧作用

（1）登录虚拟实验平台（http://60.216.38.157:882/index.html），选择虚拟实验课程中药理学模块的"普萘洛尔的抗缺氧作用"。

（2）阅读实验目的、原理。

（3）观看实验录像，学习建立缺氧模型的方法。

（4）虚拟实验操作：根据网页提示，完成小鼠分组和药物注射，记录各组小鼠耐缺氧的时间。

（5）思考普萘洛尔为什么可以提高动物缺氧耐受力。

实验二十一　强心苷对离体蛙心的影响

（1）登录虚拟实验平台（http://60.216.38.157:882/index.html），选择虚拟实验课程中药理学模块的"强心苷对离体蛙心的影响"。

（2）阅读实验目的、原理。

（3）观看实验录像，学习离体蛙心的制作方法及心衰模型制作方法，观察强心苷对离体蛙心收缩强度、频率、节律的影响以及强心苷和钙离子的协同作用。

（4）虚拟实验操作：根据网页提示，完成实验操作，记录给药后心脏收缩曲线变化。

（5）思考每次给药后心脏收缩曲线变化的原因。

实验二十二　地塞米松对实验大鼠足趾肿胀的影响

（1）登录虚拟实验平台（http://60.216.38.157:882/index.html），选择虚拟实验课程中药理学模块的"地塞米松对实验大鼠足趾肿胀的影响"。

（2）阅读实验目的、原理。

（3）观看视频，学习 PV-200 足趾容积测量器的使用方法。

（4）虚拟实验操作：根据网页提示，完成实验操作。

（5）查看实验结果，分析原因。

实验二十三　硫酸链霉素的毒性反应及氯化钙的对抗作用

（1）登录虚拟实验平台（http://60.216.38.157:882/index.html），选择虚拟实验课程中药理学模块的"硫酸链霉素的毒性反应及氯化钙的对抗作用"。

（2）阅读实验目的、原理。

（3）虚拟实验操作：根据网页提示，完成实验操作。

（4）查看实验结果，分析原因。

实验二十四　有机磷酸酯类中毒及解救

（1）登录虚拟实验平台（http://60.216.38.157:882/index.html），选择虚拟实验课程中药理学模块的"有机磷酸酯类中毒及解救"。

（2）阅读实验目的、原理。

（3）虚拟实验操作：根据网页提示，制备急性有机磷中毒模型，观察有机磷中毒后动物瞳孔大小、骨骼肌张力、腺体分泌等方面的改变，静脉取血并检测血浆胆碱酯酶的活性；分别给予阿托品和解磷定解救；观察不同药物处理对有机磷中毒家兔瞳孔大小、骨骼肌张力、腺体分泌以及血浆胆碱酯酶活性的影响。

（4）根据实验结果分析其原因，完成思考题。

实验二十五　尼可刹米对呼吸抑制的影响

（1）登录虚拟实验平台（http://60.216.38.157:882/index.html），选择虚拟实验课程中药理学模块的"尼可刹米对呼吸抑制的影响"。

（2）阅读实验目的、原理。

（3）观看视频，请关注基本实验操作步骤、鼻插管操作方法。

（4）虚拟实验操作：根据网页提示，完成实验操作，观察注射吗啡后家兔，呼吸频率及幅度，记录呼吸运动曲线。

（5）根据实验结果，分析尼可刹米能够解救吗啡所引起呼吸抑制的原因。

实验二十六　利尿药的利尿作用

(1)登录虚拟实验平台(http://60.216.38.157:882/index.html),选择虚拟实验课程中药理学模块的"利尿药的利尿作用"。

(2)阅读实验目的、原理。

(3)观看视频,请关注基本实验操作步骤、颈部手术和腹部手术操作。

(4)虚拟实验操作:根据网页提示,完成实验操作,观察呋塞米和高渗葡萄糖对家兔尿量及电解质排泄的影响。

(5)查看实验结果,分析原因。

实验二十七　药物对离体肠的作用

(1)登录虚拟实验平台(http://60.216.38.157:882/index.html),选择虚拟实验课程中药理学模块的"药物对离体肠的作用"。

(2)阅读实验目的、原理。

(3)观看视频,请关注离体肠标本的方法。

(4)虚拟实验操作:根据网页提示,完成实验操作,观察哺乳动物胃肠平滑肌的一般生理特性,某些药物对平滑肌特性的影响。

(5)反复练习并完成网上虚拟操作考试。

实验二十八　氨茶碱和异丙肾上腺素的平喘作用

(1)登录虚拟实验平台(http://60.216.38.157:882/index.html),选择虚拟实验课程中药理学模块的"氨茶碱和异丙肾上腺素的平喘作用"。

(2)阅读实验目的、原理。

(3)观看视频,学习喷雾乙酰胆碱和组胺引起豚鼠支气管哮喘的实验方法。

(4)虚拟实验操作:根据网页提示,完成实验操作,观察氨茶碱和异丙肾上腺素的平喘作用。

(5)完成网上思考题。

实验二十九　子宫兴奋药对离体子宫的作用

(1)登录虚拟实验平台(http://60.216.38.157:882/index.html),选择虚拟实验课程中药理学模块的"子宫兴奋药对离体子宫的作用"。

(2)阅读实验目的、原理。

(3)虚拟实验操作:根据网页提示,完成实验操作,观察子宫兴奋药缩宫素、麦角新碱与益母草对子宫平滑肌兴奋作用的特点。

(4)查看实验结果,分析原因。

实验三十　吗啡对呼吸的抑制和解救

(1)登录虚拟实验平台(http://60.216.38.157:882/index.html),选择虚拟实验课程中药理学模块的"吗啡对呼吸的抑制和解救"。

(2)阅读实验目的、原理。

(3)观看视频,观察吗啡对呼吸的影响和解救。

(4)虚拟实验操作:根据网页提示,完成实验操作。

(5)查看实验结果,分析原因。

实验三十一　普鲁卡因的传导麻醉作用

(1)登录虚拟实验平台(http://60.216.38.157:882/index.html),选择虚拟实验课程中药理学模块的"普鲁卡因的传导麻醉作用"。

(2)阅读实验目的、原理。

(3)虚拟实验操作:根据网页提示,完成实验操作,观察普鲁卡因对神经干的麻醉作用。

(4)完成网上思考题。

实验三十二　家兔高钾血症及抢救

（1）登录虚拟实验平台（http://60.216.38.157:882/index.html），选择虚拟实验课程中病理生理学模块的"家兔高钾血症及抢救"。

（2）阅读实验目的、原理。

（3）观看视频，学习分离颈总动脉、静脉插管、动脉插管、输尿管插管的方法。

（4）虚拟实验操作：根据网页提示，完成实验操作，学习复制家兔失血性休克模型的制作方法，记录动物高钾血症时心电图变化的特征。

（5）思考输入氯化钾后有哪些心电图变化？它们发生的机制如何？

实验三十三　家兔急性失血性休克及救治

（1）登录虚拟实验平台（http://60.216.38.157:882/index.html），选择虚拟实验课程中病理生理学模块的"家兔急性失血性休克及救治"。

（2）阅读实验目的、原理。

（3）观看实验录像，学习家兔气管插管的方法及仪器连接方法。

（4）虚拟实验操作：根据网页提示，完成实验操作，记录家兔失血性休克时呼吸、血压、心率等变化及药物的解救作用。

（5）思考分析低血容量性休克的抢救方法及相应机制。

实验三十四　家兔肺水肿

（1）登录虚拟实验平台（http://60.216.38.157:882/index.html），选择虚拟实验课程中病理生理学模块的"家兔肺水肿"。

（2）阅读实验目的、原理。

（3）观看实验录像，学习复制实验性肺水肿动物模型的方法。

（4）虚拟实验操作：根据网页提示，完成实验操作，观察急性肺水肿的表现。

（5）查看实验结果，分析原因。

实验三十五　急性缺氧

（1）登录虚拟实验平台（http://60.216.38.157:882/index.html），选择虚拟实验课程中病理生理学模块的"急性缺氧"。

（2）阅读实验目的、原理。

（3）观看实验录像，学习复制低张性、血液性缺氧动物模型的方法。

（4）虚拟实验操作：根据网页提示，完成实验操作，观察复制低张性、血液性缺氧的表现。

（5）查看实验结果，分析原因。

实验三十六　心律失常

（1）登录虚拟实验平台（http://60.216.38.157:882/index.html），选择虚拟实验课程中病理生理学模块的"心律失常"。

（2）阅读实验目的、原理。

（3）虚拟实验操作：根据网页提示，完成实验操作，学习复制心律失常，观察心律失常药的作用。

（4）查看实验结果，分析原因。

附　录

附录一　常用实验动物的生理常数表

动物种类	犬	猫	兔	豚鼠	大鼠	小鼠	蟾蜍
寿命/年	10～20	12～17	2～3	5～7	2～3	2～3	10～30
性成熟期/日	180～300	180～240	120～240	150～180	60～75	35～60	
成年体重	8～20 kg	4～5 kg	1.5 kg 以上	300～600 g	200～280 g	20～28 g	
体温(直肠)/℃	37～39	38～39	38.5～40	37.8～39.5	37.5～39.5	37～39	
呼吸/(次/分)	20～30	25～50	55～90	69～104	66～104	84～230	
心率/(次/分)	100～200	120～180	150～220	180～250	250～400	400～600	40～50
血压/kPa	16.7/6.7	17.3/10	14/10	10.7	14.7	15.3	
总血量(占体重%)	7.8	7.2	7.2	5.8	6.0	7.8	
血红蛋白/(g/dL)	11～18	7～15	8～15	11～16.5	12～7.5	10～19	
红细胞/$(10^6/mm^3)$	4.5～8.0	6.5～9.5	4.0～7.0	4.5～7.0	7.2～9.6	7.7～12.5	
白细胞/$(10^3/mm^3)$	11～19	9～24	6～13	7～19	5～25	4～12	
血小板/$(10^4/mm^3)$	10～60	10～50	28～30	11.6	10～30	15.7～26	

附录二 常用生理溶液的成分和含量

单位：g/L

成分	溶液名称							
	生理盐水 (Normal Saline)	任氏液 (Ringer's solution)	任洛氏液 (Ringer-Locke's solution)	台氏液 (Tyrode's solution)	克氏液 (Krebs' solution)	戴雅隆氏液 (De-Jalon's solution)	克亨氏液 (Krebs-Henseit's solution)
NaCl	9.0	7.0	9.0	8.0	6.9	9.0	6.92
KCl	0.14	0.2	0.2	0.35	0.42	0.35	—
$MgCl_2$	—	—	0.1	—	—	—	—
$MgSO_4 \cdot 7H_2O$	—	—	—	0.29	—	0.29	—
$NaH_2PO_4 \cdot 2H_2O$	—	—	0.5	—	—	—	—
KH_2PO_4	—	—	—	0.16	—	0.16	—
$NaHCO_3$	0.2	0.3	1.0	2.1	0.5	2.1	—
$CaCl_2$（无水）	0.12	0.2	0.2	0.28	0.06	0.28	—
葡萄糖	1.0	1.0	1.0	2.0	0.5	1.0	—

续表

成分	生理盐水 (Normal Saline)	任氏液 (Ringer's solution)	任洛氏液 (Ringer-Locke's solution)	台氏液 (Tyrode's solution)	克氏液 (Krebs' solution)	戴雅隆氏液 (De-Jalon's solution)	克亨氏液 (Krebs-Henseit's solution)
				溶液名称			
通气	空气	氧气	氧气或空气	氧气+5%二氧化碳	氧气+5%二氧化碳	氧气+5%二氧化碳	—
用途	用于哺乳类,小量静脉注射(iv)	用于蛙类脏器(蛙心)	用于哺乳类心脏	用于哺乳类肠肌等	用于哺乳类及鸟类的各种组织	用于大鼠子宫,低钙可抑制自发收缩	用于豚鼠离体气管等

说明:

①各生理溶液的成分、含量和用途,各家主张不一,但均大同小异。

②配制的溶液中含有 $CaCl_2$、$NaHCO_3$、NaH_2PO_4、KH_2PO_4 时,必须将 $CaCl_2$ 单独溶解,充分稀释,然后才能缓慢与其他成分配成的溶液相混合,否则可能导致碳酸钙或磷酸钙沉淀析出。

③葡萄糖应临用前加入,以免滋长细菌。

附录三　溶液浓度的计算

一、溶液的配制

对于以一定体积的溶液中含溶质的质量或体积表示的‰(g/mL)、‰(mL/mL)、M、N 等浓度,是将一定量的溶质先加入适量溶剂使其完全溶解,然后再量筒或容量瓶中加入溶剂,至所要求的体积,混合均匀而得到。

在计算溶质的量时,应注意的是许多固体药品含有结晶水,配制溶液时,要将结晶水计算在内。

设 W＝无水物质的质量,X＝含结晶水物质的质量,M＝无水物质的分子质量,　M_{H_2O}＝含结晶水物质的分子质量。

则它们之间的关系如下式:$W:X = M:M_{H_2O}$

依据此关系式可将无水物质的量换算为含结晶水物质的量。

二、溶液的稀释

稀释是指向浓溶液中加入溶剂变成稀溶液的过程。稀释时溶质的量没有变,故溶质的量＝$C_浓 \times V_浓 = C_稀 \times V_稀$。式中 C 为浓度,V 为体积,即浓度与体积成反比关系,依据此式可进行计算。

三、溶液的混合

两种溶液(含同种溶质)混合后,混合后溶液中溶质的量应等于混合前两溶液中溶质量之和。

故 $C_1V_1 + C_2V_2 = C_混 V_混$

四、溶液浓度的换算

当量浓度与摩尔浓度的换算:
$$当量浓度＝摩尔浓度 \times 化合价$$

百分浓度(g/mL)与当量浓度的换算:
$$当量浓度＝(百分浓度 \times 10 \times 化合价) \div 分子质量$$

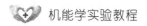

附录四 一定浓度酸、碱溶液的配制

附表 4-1 配 1 L 某百分浓度的酸、碱溶液，所需浓酸或浓碱的毫升数

溶液	质量分数					
	25%	20%	10%	5%	2%	1%
HAC	248	197	97	48	19	9.5
HCl	635	497	237	116	46	23
HNO$_3$	313	244	115	56	22	11
H$_2$SO$_4$	168	130	61	29	12	6
NH$_3$·H$_2$O	不稀释	814	422	215	87	44

附表 4-2 配一定当量浓度的酸溶液

酸的名称和化学式	比重 (20 ℃)	重量百分比	当量浓度 (约数)	配制方法
浓盐酸 HCl	1.19	37.23	12 N	—
稀盐酸 HCl	1.10	20.00	6 N	浓盐酸 496 mL 与水 500 mL 混合
稀盐酸 HCl	7.15	—	2 N	浓盐酸 167 mL 与水 500 mL 混合
浓硝酸 HNO$_3$	1.42	69.83	16 N	—
稀硝酸 HNO$_3$	1.20	32.34	9 N	浓硝酸 381 mL 与水 619 mL 混合
浓硫酸 H$_2$SO$_4$	1.84	95.60	36 N	—
稀硫酸 H$_2$SO$_4$	1.18	24.80	6 N	浓硫酸 167 mL 与水 833 mL 混合,搅拌
浓乙酸 CH$_3$COOH	1.05	99.50	17 N	—
稀乙酸 CH$_3$COOH	—	35.00	6 N	浓乙酸 350 mL 与水 650 mL 混合

附表 4-3　配一定当量浓度的碱溶液

碱的名称和化学式	比重 (20 ℃)	重量百分比	当量浓度 (约数)	配制方法
氢氧化钙 Ca(OH)$_2$	—	—	0.05 N	溶液(每升中约含 CaO 1.3 g)
氢氧化钠 NaOH	1.22	19.7	6 N	溶 250 g NaOH 于水中,稀释至 1 L
稀盐酸 HCl	7.15	—	2 N	溶 112 g KOH 于水中,稀释至 1 L

附录五　几种易变质药物溶液的配制与保存法

一、氯乙酰胆碱

本品在一般水溶液中易水解失效。但在 pH 值为 4 的溶液中则比较稳定。如以 5％的 NaH$_2$PO$_4$ 溶液配成 0.1％左右的氯乙酰胆碱储存液,用小瓶分装,密封后在冰箱中存放,约可保持药效 1 年。临用前用生理盐水稀释至所需浓度。

二、盐酸肾上腺素

本品在溶液中易氧化失效。如溶液带有碱性,则破坏更快。因此只能以生理盐水稀释,不能以林格液或台氏液稀释。盐酸肾上腺素的稀溶液一般只能保存数小时。如在溶液中添加微量(10^{-4} mol/L)维生素 C 则其稳定性可显著提高。

三、洋地黄

洋地黄的有效成分为苷类物质,后者在水溶液中易水解失效,因而常以片剂和酊剂的形式保存。药理实验中临用前调制成水溶液供用,方法如下:取适量洋地黄酊置蒸发皿中,在水溶上蒸干冷却后加生理盐水调成适当浓度,过滤后在冰箱中储存。这种稀释液只能保持药效 3 天。

四、磷酸组胺

本品在水溶液中易变失效。如溶液呈酸性则较稳定。可以仿照氯化乙酰胆碱的方法,以 5％ NaH$_2$PO$_4$ 溶液配制储存液,临用前以生理盐水稀释至所需浓度。

五、水杨酸毒扁豆碱

本品在水溶液中易氧化变质,在制剂中宜适当添加抗氧化剂。取水杨酸毒扁豆碱 0.1 g 及亚硫酸氢钠 0.05 g,加水至 100 mL,制成 0.1％水杨酸毒扁豆碱溶液,用棕色瓶储存,约可保持药效 1 周。如发现溶液出现粉红色,即不可用。

六、缩宫素(催产素)及脑垂体后叶素

其在水溶液中也易变质失效,但如以 0.25％乙酸溶液配制成每毫升含缩宫素(催产素)或脑垂体后叶素 1 U 的储存液,用小瓶分装,灌封后置冰箱中保存(4 ℃左右,不宜冰冻),约可保持药效 3 个月,用前用生理盐水稀释至适当浓度。如发现缩宫素或脑垂体后叶素的溶波中出现沉淀,则不可用。

附录六　各种动物的催眠剂量

药　物	静脉注射的催眠剂量/(mg/kg)						
	小白鼠	大白鼠	豚鼠	兔	猫	狗	猴
异戊巴比妥钠	54	55	50	40	40	50	40
巴比妥钠	234	190*	—	175	200	220	—
戊巴比妥钠	35	25	30	30	25	—	25
环己巴比妥钠	47	75*	—	25	25	30	—
苯巴比妥钠	134	100	100*	200	180*	80	100*
司可巴比妥钠	30	17.5	20	22.5	25	—	175
水合氯醛	400*	300*	—	—	—	—	—
副醛	120/250*	550*	110	80225*	100	125	
乌拉坦	—	780*	1 500*	1 000 1 000*	1 250 1 500	1 000	
氯醛糖	114*	55*	175*	120	70.50*	100	

注:＊表示腹腔注射

附录七　t 值表

自由度 v	t 值	
	p＝0.05	p＝0.01
1	12.706	63.567
2	4.303	9.925
3	3.182	3.841
4	2.776	4.604
5	2.571	4.032
6	2.447	3.707
7	2.365	3.499
8	2.306	3.355
9	2.262	3.250
10	2.228	3.169
11	2.201	3.106
12	2.179	3.055
13	2.160	3.012
14	2.145	2.977
15	2.131	2.947
16	2.120	2.921
17	2.110	2.898
18	2.101	2.878
19	2.093	2.861
20	2.086	2.845
21	2.080	2.831
22	2.074	2.819

续表

自由度 v	t 值	
	$p=0.05$	$p=0.01$
23	2.069	2.807
24	2.064	2.797
25	2.060	2.787
26	2.056	2.779
27	2.052	2.771
28	2.048	2.763
29	2.045	2.756
30	2.042	2.750
35	2.030	2.724
40	2.021	2.704
45	2.014	2.690
50	2.008	2.678
55	2.004	2.669
60	2.000	2.660
70	1.994	2.648
80	1.989	2.638
90	1.986	2.631
100	1.982	2.625
120	1.980	2.617
∞	1.960	2.576

附录八　随机数字表

	1→10	11→20	21→30	31→40	41→50
1	22 17 68 65 84	68 95 23 92 35	87 02 22 57 51	61 09 43 95 06	58 24 82 03 47
2	19 36 27 59 46	13 79 93 37 55	39 77 32 77 09	85 52 05 30 62	47 83 51 62 74
3	16 77 23 02 77	09 61 87 25 21	28 06 24 25 93	16 71 13 59 78	23 05 47 47 25
4	78 43 76 71 61	20 44 90 32 64	97 67 63 99 61	46 38 03 93 22	69 81 21 99 21
5	03 28 28 29 08	73 37 32 04 05	69 30 16 09 05	88 69 58 28 99	35 07 44 75 47
6	93 22 53 64 39	07 10 63 76 35	87 03 04 79 88	08 13 13 85 51	55 34 57 72 69
7	78 76 58 54 34	92 38 70 69 92	52 06 79 79 45	82 63 18 27 44	69 66 92 19 09
8	23 68 35 26 00	99 53 93 61 28	52 70 05 48 34	56 65 05 61 86	90 92 10 70 80
9	15 39 25 70 99	73 86 52 77 65	15 33 59 05 28	22 87 29 07 47	86 96 98 29 06
10	58 71 96 30 24	18 46 23 34 27	85 13 99 24 44	49 18 09 79 49	74 16 32 23 20
11	57 35 27 33 72	24 53 63 94 09	41 10 76 47 91	44 04 95 49 66	39 60 04 59 81
12	48 50 86 54 48	2206 34 72 52	82 21 15 65 20	33 29 94 71 11	15 91 29 12 03
13	61 96 48 95 03	07 16 39 33 66	98 56 10 59 79	71 21 30 27 12	90 49 22 23 62
14	36 93 89 41 26	29 70 83 63 51	99 74 20 52 36	87 09 41 15 09	98 60 16 03 03
15	18 87 00 42 31	57 90 12 02 07	23 47 37 17 12	54 08 01 88 63	39 41 88 92 10
16	88 56 3 27 59	33 35 72 67 47	77 34 55 45 70	08 18 27 38 90	19 95 86 70 75
17	09 72 95 84 29	49 41 31 06 07	42 38 06 45 18	64 84 73 31 65	52 53 37 97 15
18	12 96 88 17 31	65 19 69 02 83	60 75 86 90 68	24 64 19 3551	56 61 87 39 12
19	85 94 57 24 16	92 09 84 38 76	22 00 27 69 85	29 81 94 78 70	21 94 47 90 12
20	38 64 43 56 93	93 77 87 68 07	91 51 67 62 44	40 98 05 63 78	23 32 65 41 18
21	53 44 09 42 72	00 41 86 79 79	68 47 22 00 20	35 55 31 51 51	00 83 63 22 55
22	40 76 66 26 84	57 99 99 90 37	36 63 32 08 58	37 40 13 68 97	87 64 81 70 83
23	02 17 79 18 05	12 59 52 57 02	22 07 90 47 03	28 14 11 30 79	20 69 22 40 98
24	95 17 82 36 53	31 61 70 98 46	72 06 89 07 77	56 11 50 81 69	40 23 72 51 39
25	35 76 22 42 92	96 11 83 44 80	34 68 35 48 77	33 42 40 90 60	73 96 53 97 86

附录九　实验室常用酸碱比重和浓度

名称	分子式	分子量	比重	百分浓度%（W/W）	摩尔浓度（粗略）/(mol/L)
盐酸	HCl	36.47	1.19	37.2	12.0
			1.18	35.4	11.8
			1.10	20.0	6.0
硫酸	H_2SO_4	98.08	1.84	95.6	18.0
			1.18	24.8	3.0
硝酸	HNO_3	63.01	1.42	70.98	16.0
			1.40	65.3	14.5
			1.20	32.36	6.1
冰醋酸	CH_3COOH	60.05	1.05	99.5	17.4
乙酸	CH_3COOH	60.05	1.07	80.0	14.3
磷酸	H_3PO_4	97.97	1.71	85.0	15.0
氨水	NH_4OH	35.05	0.90		15.0
			0.904	27.0	14.3
			0.91	25.0	13.4
			0.96	10.0	5.6

（张文　赵西梅）